JN044412

／ハイフレックス型授業のための／

子どもの保健　〈資料集〉

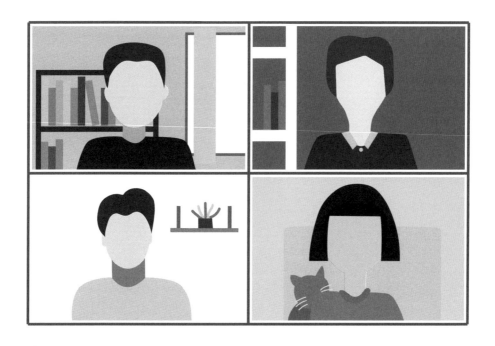

ななみ書房編集部　編

ななみ書房

もくじ

● 授業目的公衆送信補償金制度について

　　授業目的公衆送信補償金制度は，2018 年 5 月の法改正で創設された制度で，改正著作権法が 2020 年 4 月 28 日に施行されてスタートしました。

　　教育の ICT 化が進む中で著作物の円滑な利活用を促し教育の質の向上を図ることを目的とした制度です。

　　従来の著作権法では，学校等の教育機関における授業の過程で必要かつ適切な範囲で著作物等のコピー（複製）や遠隔合同授業における送信（公衆送信）を著作権者等の許諾を得ることなく，無償で行うことができました（いずれの場合も著作権者の利益を不当に害する利用は対象外です）。

　　2018 年の法改正で，ICT を活用した教育での著作物利用の円滑化を図るため，これまで認められていた遠隔合同授業以外での公衆送信についても補償金を支払うことで無許諾で行うことが可能となりました。

　　具体的には，学校等の教育機関の授業で，予習・復習用に教員が他人の著作物を用いて作成した教材を生徒の端末に送信したり，サーバにアップロードしたりすることなど，ICT の活用により授業の過程で利用するために必要な公衆送信について，個別に著作権者等の許諾を得ることなく行うことができるようになります。ただ，著作権者等の正当な利益の保護とのバランスを図る観点から，利用にあたっては制度を利用する教育機関の設置者が，全国で唯一文化庁長官が指定する SARTRAS に補償金を支払うことが必要となっています。

一般社団法人　授業目的公衆送信補償金等管理協会

● 保育に関連する各種ガイドラインについて

『子どもの保健』を学ぶにあたり，子どもの命と健康を守るために作られたいくつかのガイドラインを理解することが望まれている。

　これらのガイドラインは，保育の質の確保と向上のため関係省庁が施設長・医師・看護師・研究者・保護者などを招集して検討会を行い調査研究の元に作成されている。すなわち，現場の声を聴き関係専門職が検討して保育者が具体的な対応方法と取り組みを共通理解するとともに，保護者も含め保育を取り巻く関係機関が連携しながら組織的に取り組むことができるようにしている。このことは，幼稚園や各種子ども園などで保育をする場合でも直属の法令を遵守するとともに重要である。

保育所における
感染症対策
ガイドライン
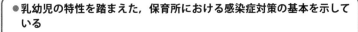

●乳幼児の特性を踏まえた，保育所における感染症対策の基本を示している

具体的な感染症と主な対応・保育所における消毒の種類と方法・子どもの病気・医師の意見書及び保護者の登園届など

（厚生労働省　2018 年改訂版）

保育所における
アレルギー対応
ガイドライン

●アレルギー疾患を有する子どもの適切な対応方法や保育での取り組みを示している

各種アレルギー疾患の実態・アレルギー疾患各論・食物アレルギーへの対応・アレルギー疾患の共通理解と関係者の役割など

（厚生労働省　2019 年改訂版）

保育所における
食事の提供
ガイドライン

●乳幼児の発育及び発達の過程に応じて計画的な食事の提供や食育の実施、食に関わる環境の配慮などを示している

子どもの食をめぐる現状・食事の提供の意義・食事の提供の具体的な在り方・食事の提供の評価についてなど

（厚生労働省　2013 年）

教育，保育施設などにおける事故防止および事故発生時の対応のためのガイドライン

●教育・保育施設での重大な事故防止及び事故発生時の対応を示している

事故発生防止（予防）のための取り組み・事故再発防止のための取り組み・事故発生時の段階的な対応など

（内閣府　文部科学省　厚生労働省　2016 年版）

★各種ガイドラインは改訂されるため，最新のものを確認する

1 － 101　子どもの権利条約・4つの原則と子どもの権利

「子どもの権利条約」は，各条項で規定されている内容ごとに，①生命・生存及び発達に対する権利，②子どもの最善の利益，③子どもの意見の尊重，④差別の禁止，に大別される。

「子どもの権利条約」4つの原則

命を守られ成長できること

すべての子どもの命が守られ，もって生まれた能力を十分に伸ばして成長できるよう，医療，教育，生活への支援などを受けることが保障されます。

子どもにとって最もよいこと

子どもに関することが決められ，行われる時は，「その子どもにとって最もよいことは何か」を第一に考えます。

意見を表明し参加できること

子どもは自分に関係のある事柄について自由に意見を表すことができ，おとなはその意見を子どもの発達に応じて十分に考慮します。

差別のないこと

すべての子どもは，子ども自身や親の人権や国籍，性，意見，障がい経済状況などどんな理由でも差別されず，条約の定めるすべての権利が保障されます。

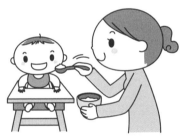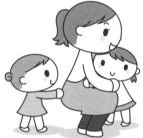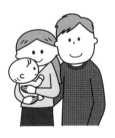

「子どもの権利」

生きる権利	育つ権利	守られる権利	参加する権利
住む場所や食べ物があり医療を受けられるなど，命が守られること	勉強したり遊んだりして，もって生まれた能力を十分に伸ばしながら成長できること	紛争に巻きこまれず，難民になったら保護され，暴力や搾取，有害な労働などから守られること	自由に意見を表したり，団体を作ったりできること

1－102　健やか親子21（第2次）のイメージ

「健やか親子21」（第2次：2015～2024年度）は，「すべての子どもが健やかに育つ社会」の実現を目指して，関係機関・団体が一体となってその達成に取り組む国民運動計画である。

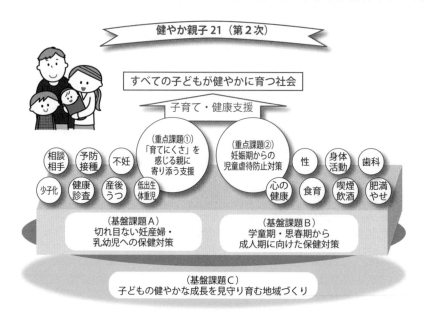

1－103　母子保健対策の体系

わが国の母子保健施策は，思春期から妊娠，出産，そして育児期にわたる母子に，保健指導，健康診査，療養援護のほか，医療援護等が実施されている。

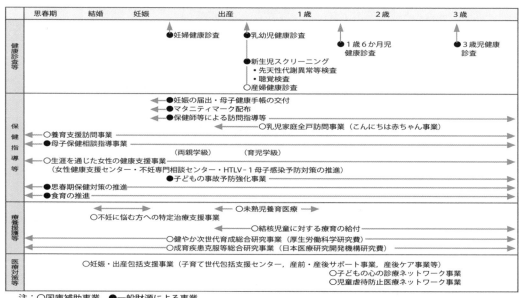

注：○国庫補助事業　●一般財源による事業

（厚生労働統計協会編集・発行『図説　国民衛生の動向 2018/2019』2018, p.111）

1－104　日本の人口ピラミッド

年齢別の人口数あるいは割合を棒グラフで表した人口構成図。各年代の社会情勢の影響を受けた出生と死亡の変動が読み取れるようになっている。

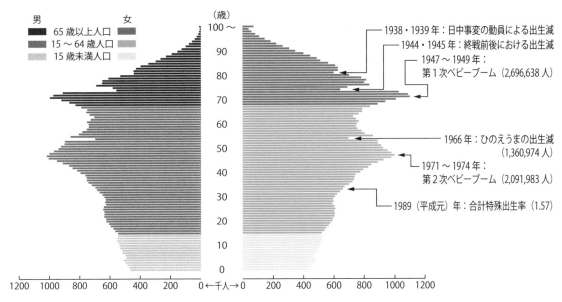

1938・1939年：日中事変の動員による出生減
1944・1945年：終戦前後における出生減
1947～1949年：第1次ベビーブーム（2,696,638人）
1966年：ひのえうまの出生減（1,360,974人）
1971～1974年：第2次ベビーブーム（2,091,983人）
1989（平成元）年：合計特殊出生率（1.57）

（国立社会保障・人口問題研究所『日本の将来推計人口（平成29年推計）』[出生中位(死亡中位)推計]による）

1－105　出生数及び合計特殊出生率の年次推移

「出生率」とは人口1,000人あたりにおける出生数をさす。15歳から49歳までの年齢別出生率を合計したものを「合計特殊出生率」といい，一人の女性が一生の間に何人の子を産むかをあらわす。

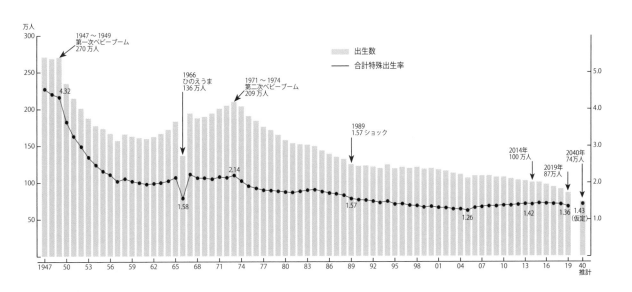

（厚生労働省「人口動態統計」2019〈令1〉（確定数）の概況）

1－106　周産期死亡率の国際比較

周産期とは、妊娠満 22 週以後から生後 7 日未満までをいう。周産期死亡は母体の健康状態に強く影響され、地域の母子保健の水準を表す指標の一つである。

国　名	1970	1980	1990	2000	2010	2018 周産期死亡率	2018 妊娠満28週以後死産比	2018 早期新生児死亡率
日　　本 [1]	21.7	11.7	5.7	3.8	2.9	2.2	1.5	0.7
カ ナ ダ	22.0	10.9	7.7	6.2	'06) 6.1	'15) 5.8	2.8	3.0
アメリカ合衆国	27.8	14.2	9.3	7.1	'09) 6.3	'15) 6.0	2.9	3.2
デ ン マ ー ク	18.0	9.0	8.3	'01) 6.8	6.4	'17) 6.7	4.0	2.7
フ ラ ン ス	20.7	13.0	8.3	'99) 6.6	11.8	'10)11.8	10.2	1.6
ド イ ツ [2]	26.7	11.6	6.0	'99) 6.2	'07) 5.5	'17) 5.6	3.8	1.8
ハ ン ガ リ ー	34.5	23.1	14.3	10.1	6.9	'17) 6.0	4.6	1.4
イ タ リ ア	31.7	17.4	10.4	'97) 6.8	4.3	'13) 3.8	2.5	1.4
オ ラ ン ダ	18.8	11.1	9.7	'98) 7.9	'09) 5.7	'17) 4.8	2.8	2.0
ス ペ イ ン	'75) 21.1	14.6	7.6	'99) 5.2	3.5	'15) 4.3	3.1	1.2
スウェーデン	16.5	8.7	6.5	'02) 5.3	4.8	'17) 4.6	3.5	1.1
イ ギ リ ス [3]	23.8	13.4	8.2	8.2	'09) 7.6	'17) 6.4	4.2	2.2
オーストラリア	21.5	13.5	8.5	6.0	'08) 6.7	'17) 3.1	1.1	2.0
ニュージーランド	19.8	11.8	7.2	5.8	'09) 4.9	'17) 4.3	2.4	1.9

資料：WHO「World Health Statistics Annual」, UN「Demographic Yearbook」, 日本政策統計官「平成 30 年人口動態統計」,
注1　国際比較のため妊娠満 28 週以後の死産数と早期新生児死亡数を加えたものの出生千対の率を用いている。
　2　1990 年までは，旧西ドイツの数値である。
　3　1980 年までは，イングランド・ウェールズの数値である。

（単位：出生千対）

1－107　乳児死亡率及び合計特殊出生率の推移

「乳児死亡率」は出生 1,000 人に対する生後 1 年未満の死亡数である。2020 年（令和 3 年）は 1.8 と，前年より 0.1 ポイント低下した。

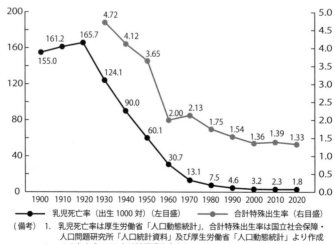

（備考）　1.　乳児死亡率は厚生労働省「人口動態統計」, 合計特殊出生率は国立社会保障・人口問題研究所「人口統計資料」及び厚生労働省「人口動態統計」より作成
　　　　2.　1947 年から 1972 年は沖縄県を含まない

1－108　各国の乳児死亡率

世界的に見て日本は有数の低率国である。衛生状態や栄養状態の改善，予防医学を含む医療水準の高さによるところが大きい。

国	乳児死亡率
日本	1.7　（2021）
米国	5.4　（2020）
シンガポール	1.8　（2021）
フランス	3.6　（2019）
ドイツ	3.1　（2020）
イタリア	2.8　（2019）
スウェーデン	2.1　（2019）
英国	3.9　（2019）
韓国	2.5　（2020）

1－109　人口動態の年間件数

2020年（令和2年）の「人口動態統計（確定数）」によれば，出生数・死亡数・自然増減数（出生数と死亡数の差）・死産数・婚姻件数・離婚件数いずれも前年に比べて減少した。

	出　生	死　亡	乳児死亡	死　産	婚　姻	離　婚
2020年 （令和2年）	840,835 人	1,372,755 人	1,512 人	17,278 胎	525,507 組	193,253 組
2019年 （令和元年）	865,239 人	1,381,093 人	1,654 人	19,454 胎	599,007 組	208,496 組

（厚生労働省「人口動態統計」2020〈令2〉（確定数）の概況）

1－110　子どもの貧困

子どもの貧困率上昇の原因の一つであるひとり親家庭の貧困化は深刻な状況にある。国による子育て費用負担が十分ではないわが国では，親の貧困化が子どもの貧困化につながりやすい。

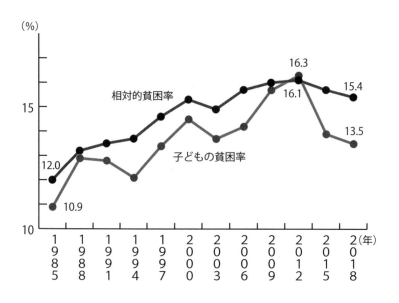

（厚生労働省「国民生活基礎調査」2018〈平30〉）

1－111　貧困の連鎖

世帯の貧困は子どもの健康や教育の格差につながり，やがて社会的格差として次の世代に受け継がれる。世代間連鎖を断ち切るためには，予防的支援も含めた総合的な対策が必要である。

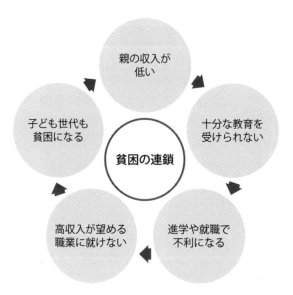

1 － 112　児童虐待の種類と例

「児童虐待の防止等に関する法律」では，「児童虐待の定義」「児童に対する虐待の禁止」「児童虐待に係る通告」「通告又は送致を受けた場合の措置」などについて規定されている。

身体的虐待	殴る・蹴る・投げ落とす・激しく揺さぶる・やけどを負わせる・溺れさせる・首を絞める・縄などにより一室に拘束するなど。
性的虐待	子どもへの性的行為・性的行為を見せる・性器を触る又は触らせる・ポルノグラフィの被写体にするなど。
ネグレクト	家に閉じ込める・食事を与えない・ひどく不潔にする・自動車の中に放置する・重い病気になっても病院に連れて行かないなど。
心理的虐待	言葉による脅し・無視・きょうだい間での差別的扱い・子どもの目の前で家族に対して暴力をふるう（ドメスティック・バイオレンス：DV）など。

1 － 113　児童虐待のリスク要因とサイン

「児童虐待の防止等に関する法律」の改正法（令和 2 年 6 月）においては，親は「児童のしつけに際して体罰を加えてはならない。」と明記された。

❶	不自然な原因のはっきりしない怪我や治療されていない怪我を繰り返す。
❷	低身長・低体重をみとめる。皮膚の汚れが目立つなど身辺が不潔である。
❸	著しい過食，異食（土や絵の具など栄養にならないものを食べること）がある。
❹	誰にでもなれなれしく身体接触してくる。あるいは逆に過剰な警戒心を示す。
❺	だれかれ構わず荒っぽい加減しない乱暴な言動をとる。
❻	無表情，言葉などの発達の遅れがある。
❼	予防接種や健診を受けていない。

1－114　子育て世代包括支援センターによる利用者への支援

「子育て世代包括支援センター」は，妊娠・出産・育児まで親子を切れ目なく支援するとともに，保健・医療・福祉・教育など親子に関わる多くの機関の連携を図ることを目的としている。

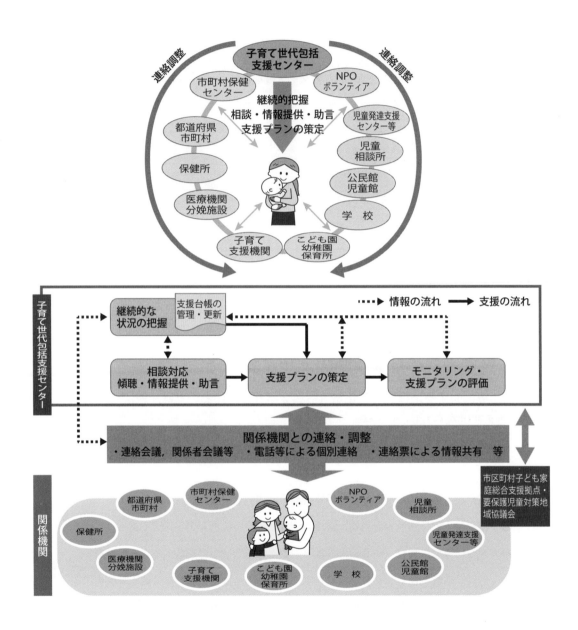

（厚生労働省「子育て世代包括支援センター業務ガイドライン」2017〈平 29〉）

1－115　要保護児童対策地域協議会の概要

虐待の早期発見・早期対応と要支援家庭と関係機関との円滑な連携を図るため，情報の共有や対策協議の場として地方自治体における設置が努力義務となっている。

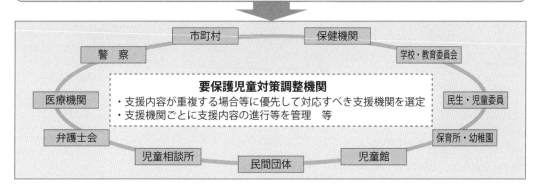

	平成 25 年度	平成 27 年度	平成 28 年度
設置している市町村数（※）	1,722 （98.9%）	1,726 （99.1%）	1,727 （99.2%）
登録しているケース（うち児童虐待）	178,610 （84,917）	191,806 （92,140）	219,004 （97,428）
調整機関職員数　① 児童福祉士と同様の専門資格を有する職員	1,586	1,800	1,663
② その他専門資格を有する職員	3,091	3,873	3,403
③ ①②以外の職員（事務職等）	3,556	3,647	2,967
④ 合　計	8,233	9,320	8,033

※平成 25，27，28 年度：4 月 1 日時点
【出典】平成 27，28 年度：厚生労働省雇用均等・児童家庭局総務課調べ，平成 25 年度：子どもを守る地域ネットワーク等調査（平成 25 年度調査）

（厚生労働省）

2 - 201　器官の成立週数

妊娠 12 週頃にはほぼすべての器官が形成されるが，外部からの影響を最も受けやすい臨界期といわれるこの時期に，薬剤やウイルス等の外因が作用すると奇形が起こりやすい。

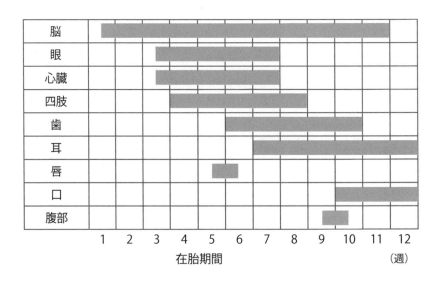

2 - 202　新生児の分類

新生児期とは出生から 4 週間未満をいうが，身長・体重・頭囲・胸囲の数値が順調に推移しているかどうかは，成長・発育の状態を判断するための重要な指標である。

分類の方法	分　　類	名　称
在胎週数	在胎 37 週未満	早産児
	37 週以上 42 週未満	正期産児
	42 週以上	過期産児
出生体重	1,000g 未満	超低出生体重児
	1,500g 未満	極低出生体重児
	2,500g 未満	低出生体重児
	2,500g 以上 4,000g 未満	正出生体重児
	4,000g 以上	高出生体重児
在胎週数と出生体重	身長・体重ともに 10 パーセンタイル未満＊	不当軽量児（SGA）
	身長・体重ともに 10 パーセンタイル以上 90 パーセンタイル未満＊	相当重量児（AGA）
	身長・体重ともに 90 パーセンタイル以上	不当重量児（LGA）

＊在胎週数に相当する基準値と比較した場合

2 - 203　体重の身体発育値（平均値）

体重は新生児期にいったん減少し 7 ～ 10 日で出生体重に復帰するが，これを「生理的体重減少」という。この後体重は増え続け，生後 3 ～ 4 か月で出生時の約 2 倍，1 年で 3 倍になる。

年・月齢	出生時	0 年 3 ～ 4 月未満	1 年 0 ～ 1 月未満	2 年 0 ～ 6 月未満	4 年 0 ～ 6 月未満	6 年 0 ～ 6 月未満
男　子	2.98	6.63	9.28	12.03	15.99	20.05
女　子	2.91	6.16	8.71	11.39	15.65	19.66

（kg）

（厚生労働省「乳幼児身体発育調査」2010〈平 22〉）

2 - 204　新生児の大泉門・小泉門

乳児期は頭蓋骨は癒合されておらず，左右の前頭骨と頭頂骨で囲まれたひし形の隙間を大泉門という。大泉門は，頭蓋骨の中の圧（脳圧という）を反映する。

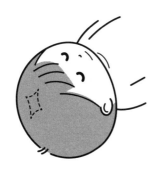

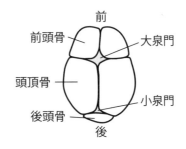

頭蓋骨を上から見た図

2－205　乳歯が生える時期

乳歯は 20 本（切歯 2 本, 犬歯 1 本, 臼歯 2 本を 1 組として, 上下左右に 4 組）, 永久歯は 32 本（切歯 2 本, 犬歯 1 本, 小臼歯 2 本, 大臼歯 3 本を 1 組として, 上下左右に 4 組）から構成される。

上
の
乳
歯
列

乳中切歯（A）
乳側切歯（B）
乳犬歯（C）
第 1 乳臼歯（D）
第 2 乳臼歯（E）

下
の
乳
歯
列

E
D
C
B
A

【乳歯が生える時期】
時期や順序には個人差がある。

● 8～9 か月頃　：下の前歯
● 10 か月頃　：上の前歯
● 1 歳頃　：上下の前歯 4 本ずつ
● 1 歳半頃　：奥の歯（第 1 乳臼歯）
　　　　　　　が生え, 12 本になる
● 2 歳半～3 歳頃　：20 本すべてが揃う

2－206　手根骨

手首部分にある 8 つの短骨の総称であるが, 手根骨の数と大きさ, 形状などにより, 子どもの正常な発達に関わる骨の成長を評価することができる。

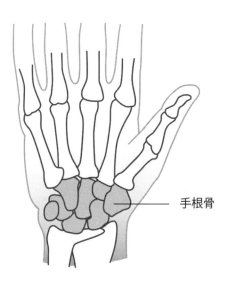

手根骨

2－207　小児期に用いられる体格指数

乳幼児の身体発育が順調かどうかは，身長，体重，頭囲，胸囲などを計測して総合的に判断されるが，身長・体重のバランスを図る指標として多く使用されるのが「カウプ指数」である。

対象	指数名	計算方法
3か月～5歳	カウプ指数	体重（g）÷身長^2（cm）×10
学童	ローレル指数	体重（g）÷身長^3（cm）×10^4
5歳～17歳	肥満度（%）	{実測体重（kg）－身長別標準体重（kg）}÷身長別標準体重（kg）×100

2－208　乳幼児身体発育曲線（体重）

厚生労働省が10年ごとに実施している「乳幼児身体発育調査」によって作成された発育曲線で，パーセンタイル値曲線で表現されており，母子健康手帳に掲載されている。

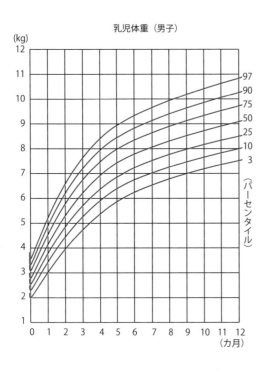

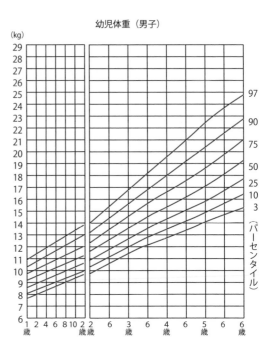

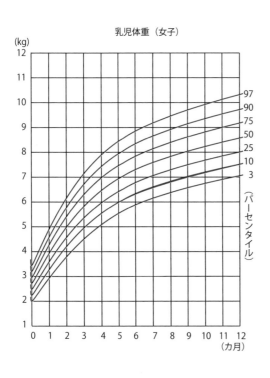

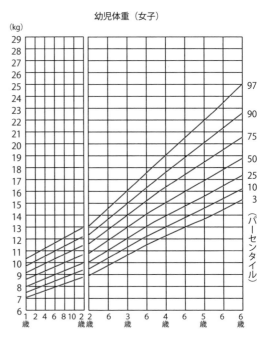

2－209 乳幼児身体発育曲線（身長）

「パーセンタイル値」とは，統計的分布の上で全体を100％としたとき，その計測値は小さい方から数えて何％目かという見方をする表示法で，50パーセンタイルが中央値である。

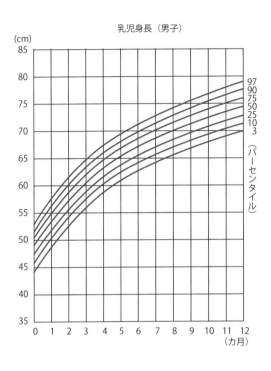

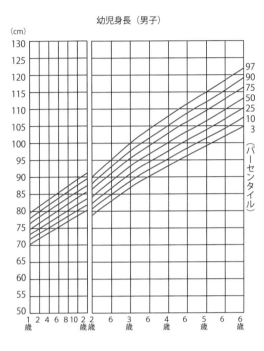

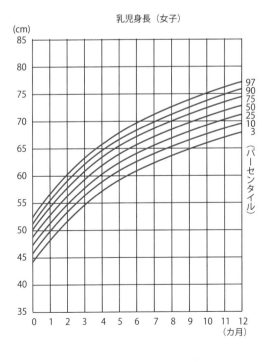

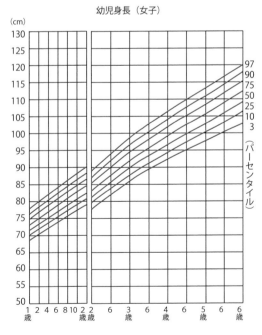

2－210 乳幼児身体発育曲線（胸囲）

乳幼児の身体発育は，在胎週数や出生時体重，栄養状態等により成長速度に個人差があるが，各パーセンタイル曲線は，発育の経過を判断するための有効な目安とされている。

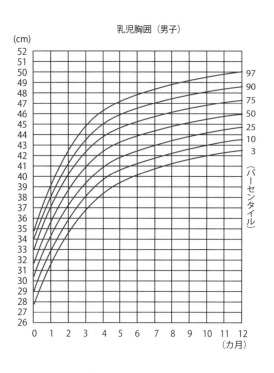

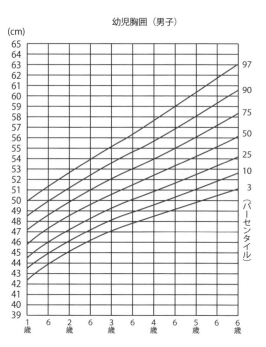

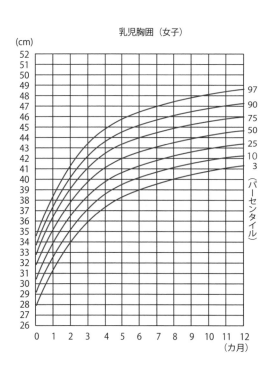

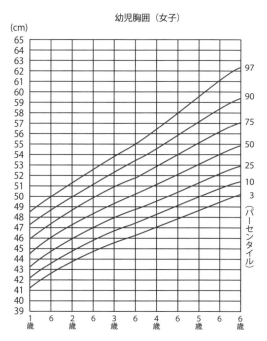

2－211　乳幼児身体発育曲線（頭位）

「乳幼児身体発育調査」の結果は，乳幼児の身体発育や栄養状態の評価，保健指導や栄養指導などに用いられている。

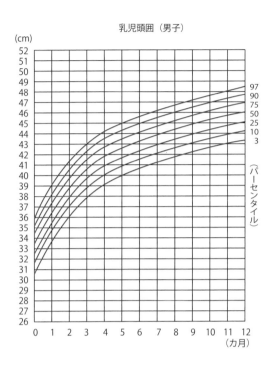

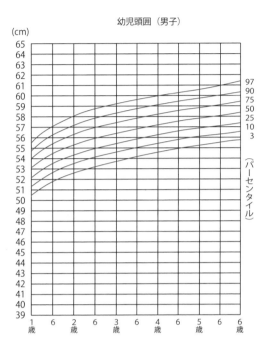

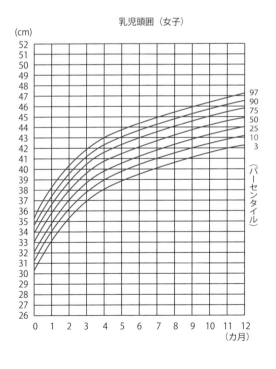

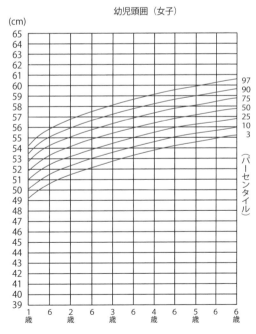

2－212　横断的標準身長・体重曲線（男子・女子）（0～6歳）

医学的な低身長の診断は標準偏差（standard deviation，SD）を用いて判定されるが，体重の評価については標準偏差よりもパーセンタイルを用いるほうがよい。

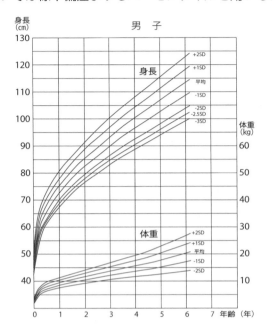

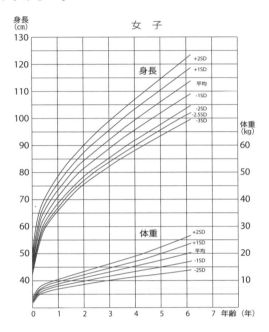

2 - 213　運動機能の発達

運動機能の発達は，粗大運動発達と微細運動発達に分けられる。粗大運動はおすわり，歩行など身体全体を使った大きな運動，微細運動は手指や身体各部位を使った細やかな運動のことをいう。

生後1か月	・仰向けに寝かすと，四肢を軽く曲げ，膝は床に着かない。手は軽く握る。 ・仰向けで顔を左右いずれかに向けると，顔を向けた側の手足が伸び，反対側の手足が内側に曲がる姿勢をとる。これを非対称性緊張性頸反射という。 ・うつ伏せでは顔は左右どちらかを向き，手足は曲げる。腰が丸まって臀部が頭より高くなる。 ・両脇を支えて立たせると，短時間であるが両足を伸ばして身体を支えようとする。これを陽性支持反射という。さらに身体を前方に傾けると足を交互に前に出す。これを歩行反射（自動歩行）という。 　★フロッピーインファント：神経や筋の異常から筋の緊張が低下している児。寝かせると四肢がだらんと床についている。身体の動きも少ない。
生後2か月	・手を口に持っていく。 ・非緊張性頸反射が弱まり，左右対称の姿勢を取るようになる。 ・うつ伏せで瞬間的に顔を上げることができる。
生後3か月	・首がすわってきて，うつ伏せでは顔を持ち上げることができる。 ・ガラガラをしばらく握っていることができる。
生後4か月	・首は完全にすわる。顔は正面を向く。両手を顔の前にもってきて遊ぶ。 ・手に触れたものをつかむ。 ・うつ伏せで顔をベッドから45〜90度あげる。 ・半分寝返ることができる。 　★この頃，偶然，仰向けからうつぶせに寝返ることがある。しかし自力で仰向けにはなれないので窒息のリスクがある。赤ちゃんの顔まわりに布や柔らかいクッションが置いてあるとさらに危険である。
生後5か月	・寝返りをうつ。自分の足をつかんで遊ぶ。腰を支えると座れる。
生後6か月	・お座りができる。手のひらを床につけて腕を伸ばして身体を起こすことができる。 ・一方の手から他方の手へおもちゃを持ちかえる。手を伸ばしてものをつかむ。
生後7か月	・うつ伏せで片手で体重を支え，もう一方の手でおもちゃがとれる。 ・背筋を伸ばしてお座りができる。
生後8か月	・はいはいをする。お座りの姿勢で横のものがとれる。
生後9か月	・つかまり立ちができる。 　★立てるようになると，手が届く範囲が非常に広がる。机の上のものを口に入れたり，机に置いたポットの熱湯を浴びる危険性が生じるなど，事故のリスクがあがるので，環境を整備するとともに家族にも注意喚起する。
生後10か月	・すわった姿勢からつかまり立ちができ，つかまり立ちから一人で座れる。
生後11か月	・つたい歩きをする。
1歳	・ひとり立ちをする。
1歳6か月	・安定して歩く。手を引くと階段を登る。
2歳	・走る。両足でピョンピョンとぶ。ボールをける。
3歳	・足を交互に出して階段を登る。三輪車に乗れる。とびおりられる。片足立ちができる。
4歳	・片足とびができる。
5歳	・スキップができる。

2－214　子どもができるようになる月齢

乳幼児期早期における運動発達の評価は重要であるが，発達の度合いは個人差も大きく，個々の運動単独で判断することなく総合的な観点からの評価が望ましい。

運　動	月齢（か月）
首のすわり	4
寝返り	7
座位	8
つかまり立ち	10
つたい歩き	13
一人で立つ	14
一人歩き	15
つかまって階段昇降	24
片足立ち	48
片足跳び	60
スキップ	72

2－215　微細運動（手指を使う運動）

微細運動とは，目と手が協応（連携）して行う細かい手先の動きのことである。事故予防についての家族への啓発も重要である。

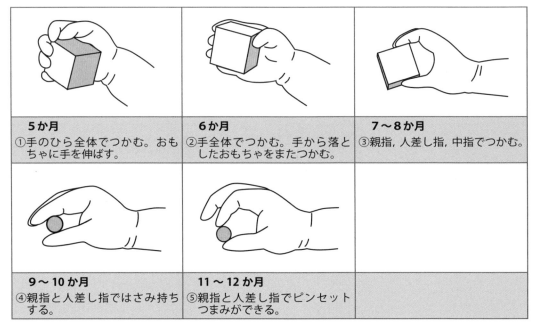

| **5か月** ①手のひら全体でつかむ。おもちゃに手を伸ばす。 | **6か月** ②手全体でつかむ。手から落としたおもちゃをまたつかむ。 | **7～8か月** ③親指，人差し指，中指でつかむ。 |
| **9～10か月** ④親指と人差し指ではさみ持ちする。 | **11～12か月** ⑤親指と人差し指でピンセットつまみができる。 | |

2－216　呼吸のしくみ

呼吸運動は，主に横隔膜と肋間筋の動きで行われる。新生児・乳児は横隔膜運動中心の腹式呼吸をしているが，2歳頃より肋間筋を用いた胸式呼吸が加わった胸腹式に，7～8歳ごろより胸式となる。

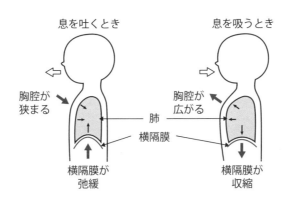

2－217　胎児循環と出生後の循環

胎児期は胎盤を通じて酸素が供給され肺に血液を送る必要がないため，成人とは異なる循環であるが，出生により呼吸を開始すると卵円孔と動脈管が閉鎖し，肺循環が始まって成人の循環となる。

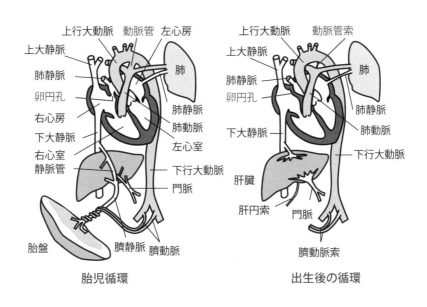

2 - 218　脈拍数・血圧の目安

脈拍は，人差し指，中指，薬指を人差し指の延長線上にある撓骨動脈にあてて測る。子どもの血圧を測るときは，年齢に合った幅の圧迫帯（マンシェット）を用いないと正しい値が得られない。

年　齢	最高血圧	最低血圧
新生児	90	75
乳　児	90	60
幼　児	100	65
学　童	110	70
12　歳	115	75

（mmHg）

2 - 219　消化器系臓器

食物は口，食道，胃，小腸を通過しながら栄養素として分解され，体内に吸収される。胃に食物が入り，その刺激で大腸の内容物が直腸に送られて便意を催すことを「胃・大腸反射」という。

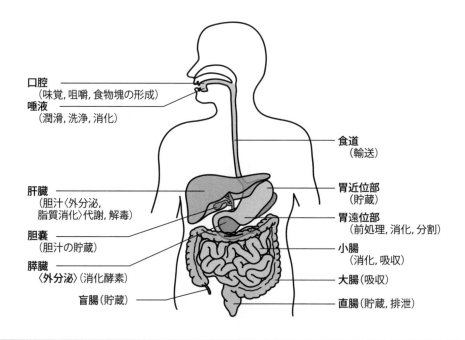

口腔
（味覚, 咀嚼, 食物塊の形成）
唾液
（潤滑, 洗浄, 消化）

肝臓
（胆汁〈外分泌,
脂質消化〉代謝, 解毒）

胆嚢
（胆汁の貯蔵）

膵臓
〈外分泌〉（消化酵素）

盲腸（貯蔵）

食道
（輸送）

胃近位部
（貯蔵）

胃遠位部
（前処理, 消化, 分割）

小腸
（消化, 吸収）

大腸（吸収）

直腸（貯蔵, 排泄）

2 - 220 尿　路

尿は腎臓で作られ，老廃物が尿管，膀胱，尿道を経て体外に排泄される。2歳頃になると脊髄反射的排尿が消えて尿をまとめてしっかり出せるようになり，一日の排尿回数が6〜8回になる。

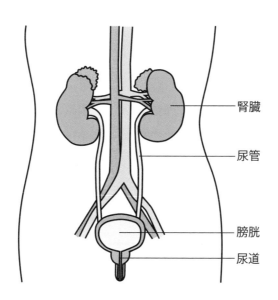

腎臓
尿管
膀胱
尿道

2 - 221 一日に必要な水分量

体内の水分は，細胞の中にある細胞内液と血管や組織の間にある細胞外液に分けられる。体重当たりの必要な水分量は，年齢が低くなるほど多くなる。

	乳　児	幼　児	学　童	成　人
総水分量	70	65	60	60
細胞内液	40	40	40	40
細胞外液	30	25	20	20
水分必要量（ml/kg/日）	100〜150	60〜90	40〜60	30〜40

2 - 222　　子どもの成長・発達に重要なホルモン

内分泌とは，細胞から細胞にホルモン（内分泌器官から分泌される物質）を介して情報を伝えるメカニズムのことをいう。何層もの調節機構を介して健康維持に関与している。

視床下部ホルモン	・副腎皮質刺激ホルモン放出ホルモン	・甲状腺刺激ホルモン放出ホルモン	・性腺刺激ホルモン放出ホルモン	・成長ホルモン放出ホルモン
下垂体ホルモン	・副腎皮質刺激ホルモン	・甲状腺刺激ホルモン	・性腺刺激ホルモン	・成長ホルモン
末梢ホルモン	・副腎皮質ホルモン（コルチゾール，アルドステロン，副腎性アンドロゲン）	・甲状腺ホルモン	・テストステロン ・エストロゲン ・プロゲステロン	

甲状腺ホルモン	身体全体の細胞に作用し，細胞の代謝を上げる働きをもつ。体温を一定に維持し，心臓や胃腸等，内臓の働きを調節するだけでなく，脳の神経細胞の発達や骨の成長にも関係している。
成長ホルモン	骨の先端にある軟骨細胞を増やし，骨を成長させ，骨の密度を増やす等の作用がある。さらに，筋肉をつくり，血糖値を上げ，体の脂肪を減らす作用がある。
副腎皮質ホルモン	ストレスへの対応，ナトリウムやカリウムなどの電解質の維持，糖新生，脂肪代謝調節などの働きをもつ。
性ホルモン （女性のエストロゲンや男性のテストステロン）	思春期になると活発に分泌され，成長のスパートや二次性徴の発来に関係する。また，子どもの骨をかたい大人の骨に成熟させる。

2 - 223　耳の構造

子どもにとって，正常な聴力は正常な言語発達に欠かせないが，先天的な聴力障害の早期発見のため，近年「新生児聴覚スクリーニング」が普及している。

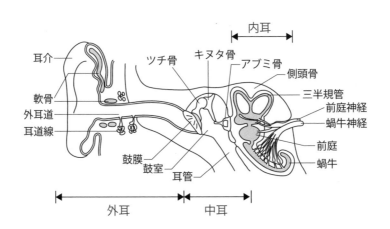

2 － 224　大脳とシナプス形成

新生児の脳の重量は約 400g ， 3 歳で 1,000g， 5 歳で 1,100 ～ 1300g， と成人の約 90％に達し，構造は成人とほぼ同じである。神経細胞を接合するシナプスは生後 1 ～ 2 年で飛躍的に増加する。

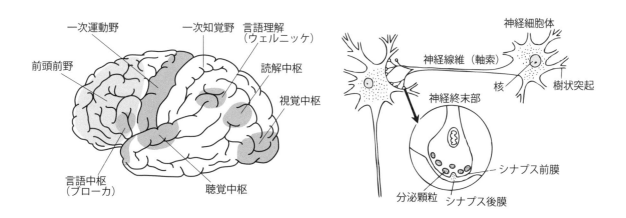

2－225　姿勢の発達

骨格，筋力，神経系の発達が正常であることで姿勢が保たれる。姿勢をよく観察することで，これらの異常を早期に発見することができる。

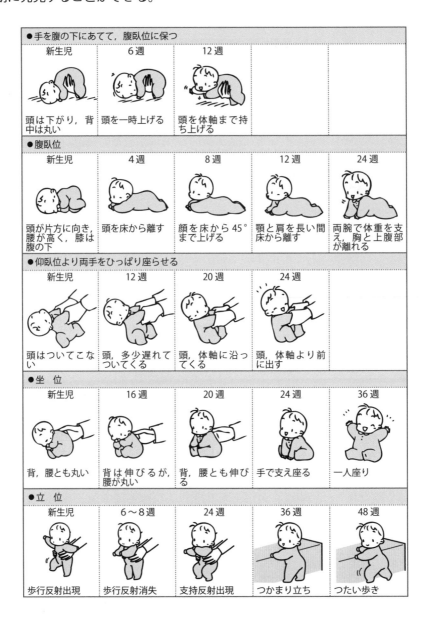

2－226　睡眠の役割と意義

睡眠には，レム睡眠（眼球運動等を伴う浅い眠りの状態）とノンレム睡眠（深い眠りの状態）がある。睡眠と覚醒のリズムが生活のリズムを形成し，子どもの心身の健康に欠かせないものとなる。

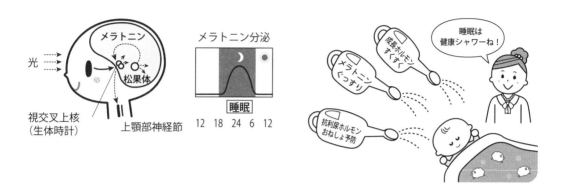

2－227　年齢ごとの睡眠の特徴

個人差はあるが，新生児期は16〜20時間，1歳頃はおよそ12時間，幼児は11〜12時間と言われる。学童期は次第に10〜11時間となり成人に近づく。

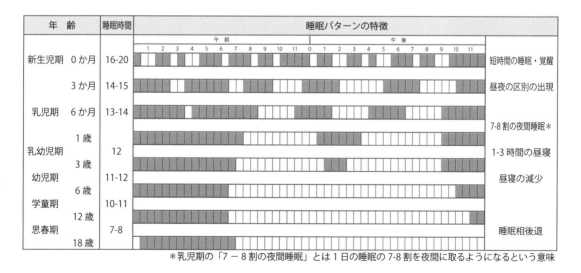

＊乳児期の「7－8割の夜間睡眠」とは1日の睡眠の7-8割を夜間に取るようになるという意味

（発行 / 編集 愛媛大学医学部附属病院 睡眠医療センター『未就学児の睡眠指針』2018〈平30〉）

2－228　幼児（2歳半）の起床時刻と就寝時刻

子どもの心身の健全な発達に，ホルモン分泌のバランスに影響を与える睡眠リズムは大きく関わっている。21時前就寝の子どもと22時以降就寝の子どもの活動量（歩数）には有意差が見られる。

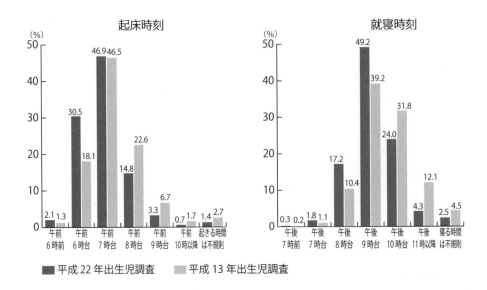

2－229　生体時計とメラトニン（夜更しがもたらす心身の諸問題）

生体時計は，朝の光，食事，活動により，毎日24時間のリズムを作り上げる。規則正しい覚醒と睡眠の周期に連動して，体温，ホルモン分泌，交感・副交感神経，免疫の働きなどが調整される。

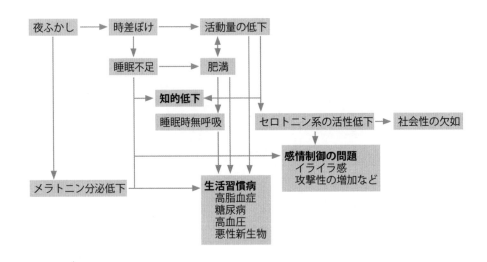

（神山潤『総合診療医のための「子どもの眠り」の基礎知識』新興医学出版社　2008　p.64）

2 − 230　「楽しく食べる子どもー保育所における食育に関する指針ー」の基本構造

保育所における食育は「保育所保育指針」を基本として，食を営む力の基礎の培養を目標として実施されるが，養護と教育の一体的な行動計画が必要であり，また地域との連携が欠かせない。

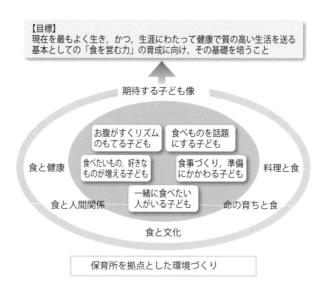

（内閣府「食育白書」2008〈平20〉）

2 − 231　朝食の欠食率（1歳以上）

わが国の幼児の食生活の現状は朝食欠食を始めとした多くの問題がある。第3次食育推進基本計画においても，朝食欠食の減少や共食の増加が目標とされており，保育所と家庭の連携が大切である。

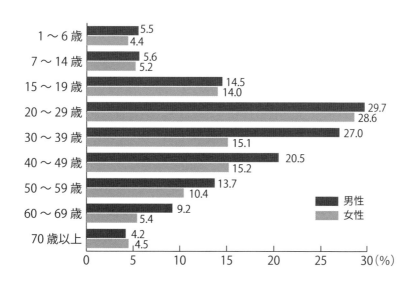

（厚生労働省「保育所における食事の提供ガイドライン」2012〈平24〉）

2－232　発達段階における尿・便の回数

排泄は，子どもの健康状態を知る大事な方法の一つである。排泄の世話を通して，排泄の様子，尿や便の量や性状を観察することができる。

月　齢	尿			便	
	1回量	1日回数	1日量	1日回数	1日量
新生児期	5 〜 20㎖	15 〜 20 回	30 〜 300㎖	2 〜 10 回	20 〜 100 g
乳児期前半	10 〜 30㎖	15 〜 20 回	200 〜 500㎖	2 〜 10 回	20 〜 100 g
乳児期後半	20 〜 50㎖	10 〜 16 回	350 〜 550㎖	1 〜 2 回	60 〜 150 g
幼児期	10 〜 150㎖	7 〜 12 回	500 〜 1000㎖	1 〜 2 回	60 〜 150 g

（市六輝美 , 萩原綾子「排泄の援助」『小児看護』Vol.30 No4　2007　p.419）

2－233　手洗いの方法

1〜2歳児はまだ上手に洗えないので，登園時，遊びの後，食事の前後，排泄の後など手を取って洗ってあげる。3歳頃からは，手洗いの必要性や正しい方法をわかりやすく教えるようにしていく。

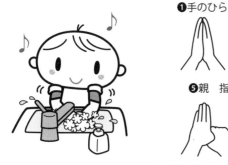

❶手のひら　❷手の甲　❸指の間　❹爪と指の間

❺親　指　❻手　首　❼流水で流す　❽個人用タオルで拭く

爪は短く切っておこう。石けんはよく泡立てて使用すると，泡の働きで汚れが落ちやすい。泡タイプのハンドソープを使ってもよいが，手洗いの手順は同じである。

2 − 234 　歯磨きの部位

乳幼児期は乳歯が生えそろい，永久歯の生え変わりが始まる大切な時期である。保護者や保育者による支援を受けながら自分で磨くことを覚え，生活習慣としての歯磨きを身につけていく。

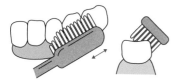
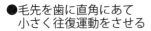

●毛先を歯に直角にあて小さく往復運動をさせる

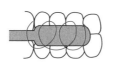

●上下の歯を「イーッ」と噛み合わせ，まるを連続してかくようにみがく

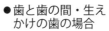
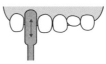

●歯と歯の間・生えかけの歯の場合

●歯ブラシをたてにあててみがく

●歯と歯の間は汚れがたまりやすいので，デンタルフロスを使う習慣をつけたい

2 − 235 　プラーク（歯垢）中の pH の変化

乳幼児期にむし歯にならないようにするための基本は，保護者による仕上げ磨きである。食後や就寝前にはできるだけ磨くようにし，規則正しい食生活や定期的な歯科検診を心がけるようにする。

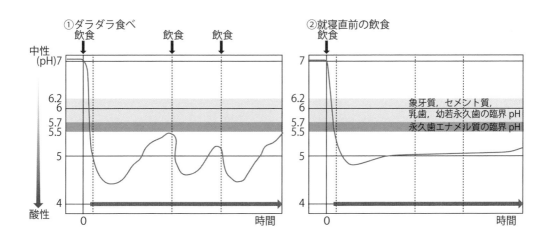

３－301　子どもの症状を見るポイント

子どもは自分の不調を言葉にして訴えることができない場合もあるので，体調の変化にいち早く気づくためには，年齢に応じた健康状態の観察と日常の様子を知っておくことが大切である。

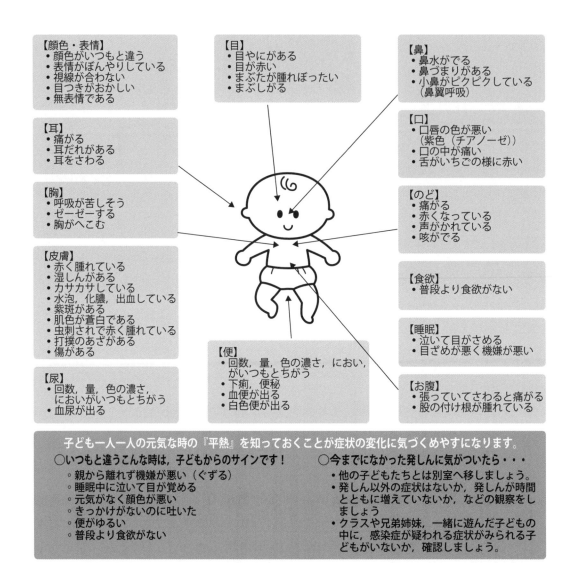

【顔色・表情】
・顔色がいつもと違う
・表情がぼんやりしている
・視線が合わない
・目つきがおかしい
・無表情である

【耳】
・痛がる
・耳だれがある
・耳をさわる

【胸】
・呼吸が苦しそう
・ゼーゼーする
・胸がへこむ

【皮膚】
・赤く腫れている
・湿しんがある
・カサカサしている
・水泡，化膿，出血している
・紫斑がある
・肌色が蒼白である
・虫刺されで赤く腫れている
・打撲のあざがある
・傷がある

【尿】
・回数，量，色の濃さ，においがいつもとちがう
・血尿が出る

【目】
・目やにがある
・目が赤い
・まぶたが腫れぼったい
・まぶしがる

【便】
・回数，量，色の濃さ，におい，がいつもとちがう
・下痢，便秘
・血便が出る
・白色便が出る

【鼻】
・鼻水がでる
・鼻づまりがある
・小鼻がピクピクしている（鼻翼呼吸）

【口】
・口唇の色が悪い（紫色（チアノーゼ））
・口の中が痛い
・舌がいちごの様に赤い

【のど】
・痛がる
・赤くなっている
・声がかれている
・咳がでる

【食欲】
・普段より食欲がない

【睡眠】
・泣いて目がさめる
・目ざめが悪く機嫌が悪い

【お腹】
・張っていてさわると痛がる
・股の付け根が腫れている

子ども一人一人の元気な時の『平熱』を知っておくことが症状の変化に気づくめやすになります。

○いつもと違うこんな時は，子どもからのサインです！
　◦親から離れず機嫌が悪い（ぐずる）
　◦睡眠中に泣いて目が覚める
　◦元気がなく顔色が悪い
　◦きっかけがないのに吐いた
　◦便がゆるい
　◦普段より食欲がない

○今までになかった発しんに気がついたら・・・
　・他の子どもたちとは別室へ移しましょう。
　・発しん以外の症状はないか，発しんが時間とともに増えていないか，などの観察をしましょう
　・クラスや兄弟姉妹，一緒に遊んだ子どもの中に，感染症が疑われる症状がみられる子どもがいないか，確認しましょう。

（厚生労働省「保育所における感染症対策ガイドライン」2018〈平30〉）

3 − 302 脈拍の観察

手のひらを上に向け，手首の内側の人差し指の延長線上にある撓骨動脈で測る。人差し指，中指，薬指を撓骨動脈にあてて脈を触れるようにする。

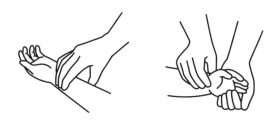

3 − 303 脈拍の正常値

緊急時は直接胸に耳を当てて心臓の音を聞いて測る。息を吸うと脈が速くなり，息を吐くと脈が遅くなる「呼吸性不整脈」は，子どもに多く見られる現象で異常ではない。

新生児	乳 児	幼 児	学 童	12 歳
140	120	110	90	80

（回／分）

3 － 304　呼吸の観察

呼吸数だけでなく，肩を上げ下げしている，息を吸うときに小鼻を膨らませる，苦しくて横になれない，ゼーゼーという音（喘鳴）が聞こえるなど，呼吸困難と見られる症状に注意が必要である。

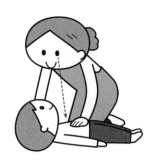

3 － 305　呼吸の正常値

子どもの呼吸数は発熱や運動などにより容易に変動する。新生児では，肋間筋が十分に発達していないため 40 ～ 50 ／分と多いが，呼吸に関係する筋肉の発達にともない減少していく。

新生児	乳　児	幼　児	学　童	成　人
40 ～ 50	35	25	20	15

（回／分）

3 - 306　健康診断の検査項目・必要物品・計測時の注意

保育所を含む児童福祉施設では，少なくとも年2回の定期健康診断及び臨時の健康診断を行わなければならないと定められている。年度初回の定期健康診断は6月30日までに行う。

●検査項目 （学校保健安全法施行規則による）	●必要物品
① 身長，体重 ② 栄養状態 ③ 脊柱及び胸郭の疾病及び異常の有無 　並びに四肢の状態 ④ 視力及び聴力 ⑤ 眼の疾病および異常の有無 ⑥ 耳鼻咽頭疾患及び皮膚疾患の有無 ⑦ 歯及び口腔の疾病及び異常の有無 ⑧ 結核の有無 ⑨ 心臓の疾病及び異常の有無 ⑩ 尿 ⑪ その他の疾病及び異常の有無	① 聴診器 ② 舌圧子 ③ ペンライト ④ 消毒液（0.02% オスバン液，アルコール消毒綿） ⑤ タオル ⑥ 膿盆 ⑦ 児童健康管理簿 ⑧ 筆記用具など
●身体計測時の注意	
① 事前に正しい手技を習得しておく。 ② 計測した値が通常と大きく違う場合は，再度計測して間違いがないことを確認する。 ③ 計測者が目盛りを読み，記入者が復唱して記入する。 ④ 食事や排泄などの影響を受けないよう，測定時間を一定にし，年長児では排泄後に行う。	

3 - 307　カウプ指数による発育状態の判定

「カウプ指数」は乳幼児の体格のバランスを評価する指標であるが，簡単な数式で結果が求められる利点がある一方，標準値が年齢によって異なるため評価が煩雑である。

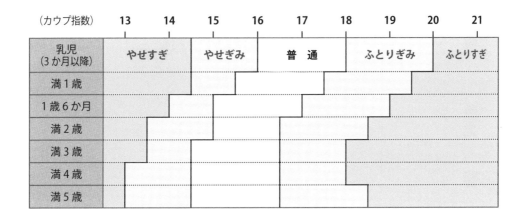

3－308　幼児の身長・体重より肥満度をみる

標準身長体重曲線は母子手帳にも収載されており，肥満度を算出するが，平均体重との隔たりがわかりやすい。乳幼児では肥満度±5％以内をふつう，15％以上は太りぎみ，30％以上を太りすぎ，としている。

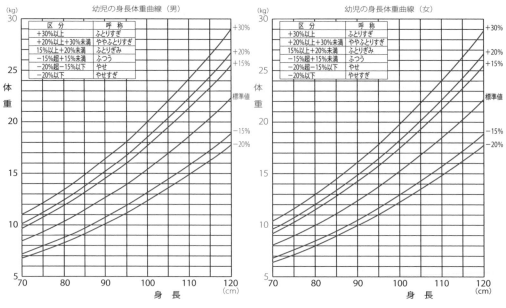

（厚生労働省雇用均等・児童家庭局「乳幼児身体発育調査報告書」2010〈平22〉）

3－309　肥満傾向児の出現率の推移（男子）

幼児期以降の肥満は，メタボリックシンドローム，糖尿病，高脂血症などの生活習慣病の危険因子につながるため，肥満傾向児の増加が心配されているが，統計上は減少傾向にある。

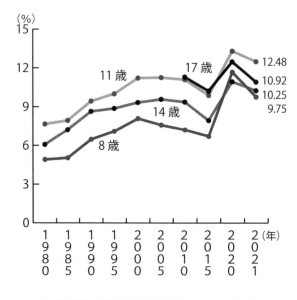

（文部科学省「学校保健統計調査」2021〈令3〉）

3－310　痩身傾向児の出現率の推移（男子）

健全なやせ方ではない，不健康やせの割合が急増しており年々低年齢化しているが，貧困などの社会的要因よりも，若年女性の「やせ願望」による風潮からの影響が大きいと見られている。

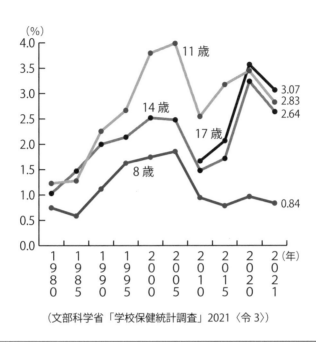

（文部科学省「学校保健統計調査」2021〈令3〉）

3－311　成長曲線による病気等の評価

身体発育の評価をする際に重要な点は，ワンポイントで評価するのではなく，成長曲線を作成して評価することである。成長曲線から多くの情報が得られる。

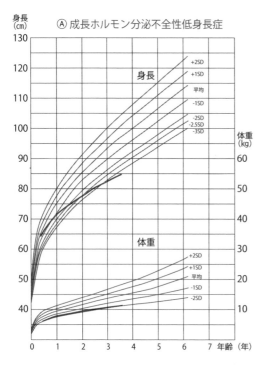

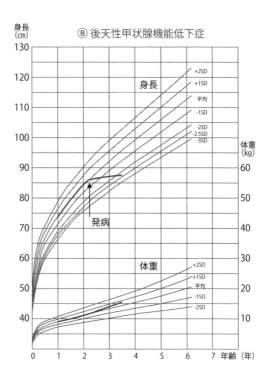

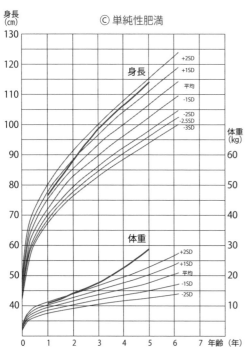

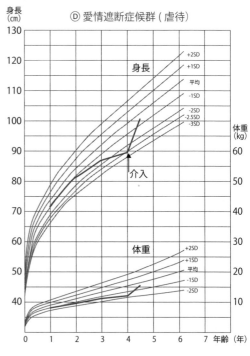

3 − 312　保護者との情報共有

保育者が情報を提供し共有することと，保護者が提供するまたは保育者が保護者の情報を引き出し共有するという二方向性がある。情報は「個人情報保護法」に従い十分に注意して取り扱うこと。

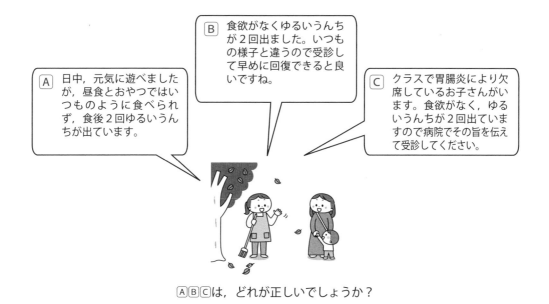

A　日中，元気に遊べましたが，昼食とおやつではいつものように食べられず，食後 2 回ゆるいうんちが出ています。

B　食欲がなくゆるいうんちが 2 回出ました。いつもの様子と違うので受診して早めに回復できると良いですね。

C　クラスで胃腸炎により欠席しているお子さんがいます。食欲がなく，ゆるいうんちが 2 回出ていますので病院でその旨を伝えて受診してください。

ⒶⒷⒸは，どれが正しいでしょうか？

4 − 401　子どもの疾病の特徴

「小児は成人のミニチュアではない」という言葉は小児科領域でよく使用されるものだが，小児は日々身体機能や精神機能が発達しているので，成人とは異なる病気の特徴がある。

●子どもの疾病の特徴
① 先天性の要因による疾患が多い（遺伝子異常，染色体異常など）。 ② 慢性疾患は少なく，急性疾患がほとんどである。 ③ 感染症が圧倒的に多く，発熱もきたしやすい。 ④ 体内の水分量が多く，脱水症をきたしやすい。 ⑤ 急激に悪化することもあるが，回復も早いことが多い。

4 - 402　感染経路と対策

感染症を引き起こす病原性微生物（ウイルス，細菌，真菌など）の感染形式を熟知し，予防に努めるとともに，感染症が発症した場合には最小限に留めるよう努力しなければならない。

飛沫感染	感染の仕方	感染している人が咳・くしゃみや会話をしたときに病原体を含む水滴を飛沫し，近くにいる人（1～2m）がそれを吸うことにより感染する。
	病原体	A群溶血性レンサ球菌，百日咳菌，肺炎球菌，マイコプラズマなどの細菌 インフルエンザウイルス，RSウイルス，ムンプスウイルスなど多くのウイルス
	対策	感染者から2m以上はなれる。感染者にマスクを着用させる。
空気感染	感染の仕方	飛沫感染と同様の水滴が乾燥し，それが空気に乗って拡散したものを吸うことで感染する。感染範囲は空間全体に及ぶ。
	病原体	結核菌，麻しんウイルス，水痘ウイルス
	対策	感染者を隔離することでしか感染を防止できない。
接触感染	感染の仕方	感染源に直接触れる（抱っこ，握手など）ことで起こる場合と間接接触による場合（遊具，タオルなど）がある。病原体の付着した手で鼻や目を触ったり，なめたりして病原体が体内に侵入することで感染が成立する。
	病原体	黄色ブドウ球菌，腸管出血性大腸菌など，ノロウイルス，ロタウイルス，RSウイルス，アデノウイルス，インフルエンザウイルス，伝染性軟属腫ウイルスなど ヒゼンダニ，アタマジラミ，白癬菌など
	対策	手洗いを徹底する。タオルの共有は避け，手洗い後は紙タオルを使用する。吐物や便の処理後はしっかり消毒する。（図2-18「手洗いの方法」 p.50）
経口感染	感染の仕方	病原体を含んだ食物や水分を口にすることによって感染が成立する。
	病原体	腸管出血性大腸菌，黄色ブドウ球菌，サルモネラ菌，カンピロバクター属菌 ロタウイルス，ノロウイルス，アデノウイルス，エンテロウイルスなど
	対策	調理器具の洗浄・消毒，十分な過熱，調理従事者の体調管理など
血液媒介感染	感染の仕方	感染者の血液に触れることで感染が成立する。
	病原体	B型肝炎ウイルス，C型肝炎ウイルス，ヒト免疫不全ウイルス（HIV）
	対策	子どもの傷の処置などは使い捨て手袋を使用する。傷はガーゼや絆創膏で覆う。
蚊媒介感染	感染の仕方	病原体を持った蚊に刺されることによって感染する。
	病原体	日本脳炎ウイルス，デングウイルス マラリア
	対策	蚊の発生を減らすため溝の清掃や水溜りを作らないようにする。藪などでは長袖長ズボンなどで肌の露出を減らす。

4 − 403　学校保健安全法施行規則第 18 条における感染症の種類

第一種は, 感染力や重篤度からみた危険性が高いまたは極めて高いものをいう。第二種と第三種は, 保育活動を通じて園生活において流行を広げる可能性があるものをいう。

第一種感染症	エボラ出血熱, クリミア・コンゴ出血熱, 痘そう, 南米出血熱, ペスト, マールブルグ病, ラッサ熱, 急性灰白髄炎 (ポリオ), ジフテリア, 重症急性呼吸器症候群 (SARS コロナウイルスによるもの), 鳥インフルエンザ (H5N1)
第二種感染症	インフルエンザ, 百日咳, 麻しん, 流行性耳下腺炎, 風しん, 水痘, 咽頭結膜熱, 結核, 髄膜炎菌性髄膜炎
第三種感染症	コレラ, 細菌性赤痢, 腸管出血性大腸菌感染症, 腸チフス, パラチフス, 流行性角結膜炎, 急性出血性結膜炎, その他の感染症

4 − 404　ワクチンの種類

ワクチンとは, 「獲得免疫」(侵入した病原体などの情報を記憶して再侵入に備える機能) のしくみを利用した感染予防のためのもので, 生ワクチン, 不活化ワクチン, トキソノイドなどがある。

	ワクチン例	定義と剤形	効　果	副反応
弱毒生ワクチン	BCG, 麻疹, 風疹, 水痘, おたふくかぜ	病原体を継代等の方法で弱毒化して製造。凍結か凍結乾燥して保存。溶解・融解して使用する。	自然感染に近い免疫が得られ, 長期にわたる効果が期待できる。液性免疫と細胞性免疫の両方が獲得できる。	もとの病原体で起こる症状 (発熱, 発疹な) が現れることがある。重い症状がでることは極めてまれ。一定期間の潜伏期後に発症する。
不活化ワクチン	日本脳炎, 百日咳, ポリオ, インフルエンザ	弱毒病原体をフォルマリン等で不活化して製造。通常液状で, 凍結せずに保存。すべて注射。	基礎免疫として 2 回以上の接種と, 数年毎の追加接種が必要。効果の持続は生ワクチンに比べて短い。液性免疫が獲得できる。	2 日以内に発熱等の反応が現れることがある。まれに, 発熱に伴う痙攣や脳炎脳症が起こることがある。数日以上を経てから発症することは極めてまれ。
トキソノイド	ジフテリア, 破傷風	病原体の産生する毒素を不活化して製造。通常液状, 保存等は同上。		

4 − 405　学校保健安全法施行規則第 19 条における出席停止の期間

出席停止の日数の数え方は，「○○した後△日を経過するまで」の場合，「○○した日」はカウントせず，翌日を第一日とする。登園は，第△日の翌日から可能である。

第一種感染症	完全に治癒するまで	
第二種感染症 （結核および髄膜炎菌性髄膜炎を除く）	病状により学校医その他の医師において伝染のおそれがないと認めたときは，この限りではない。	
	インフルエンザ	発症した後 5 日，かつ乳幼児にあっては解熱した後 3 日（学童以上では 2 日）を経過するまで
	百日咳	特有の咳が消失するまで又は 5 日間の適正な薬による治療が終了するまで
	麻しん（はしか）	解熱した後 3 日を経過するまで
	流行性耳下腺炎 （おたふくかぜ）	耳下腺などの腫れが出現した後 5 日を経過し，かつ全身状態が良好になるまで
	風しん （三日ばしか）	発疹が消失するまで
	水痘（水ぼうそう）	全ての発疹がかさぶたになるまで
	咽頭結膜熱	主要症状が消失した後 2 日を経過するまで
第三種感染症 （結核および髄膜炎菌性髄膜炎を含む）	病状により学校医その他の医師において感染のおそれがないと認めるまで	

4 − 406　インフルエンザに関する出席停止の考え方

インフルエンザでは「発症した後 5 日を経過し，かつ解熱した後 2 日を経過するまで」と定められている。これは発熱した翌日を第 1 日と数え，第 5 日まで休ませる，ということである。

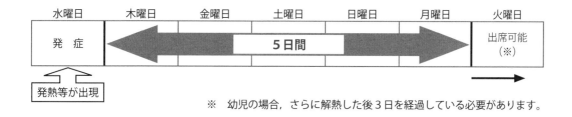

　　※　幼児の場合，さらに解熱した後 3 日を経過している必要があります。

（厚生労働省「保育所における感染症対策ガイドライン」2018〈平 30〉）

4 − 407　日本の定期／任意予防接種スケジュール

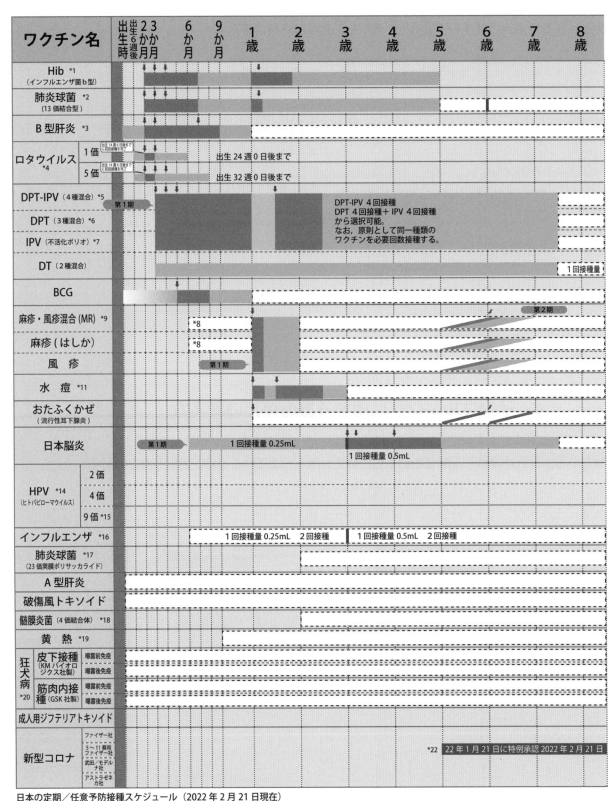

日本の定期／任意予防接種スケジュール（2022 年 2 月 21 日現在）

わが国では，定期の予防接種と任意の予防接種があり，それぞれに接種時期が決まっている。職員のこれまでの予防接種の状況を把握し，必要であれば嘱託医に相談して勧めることも重要である。

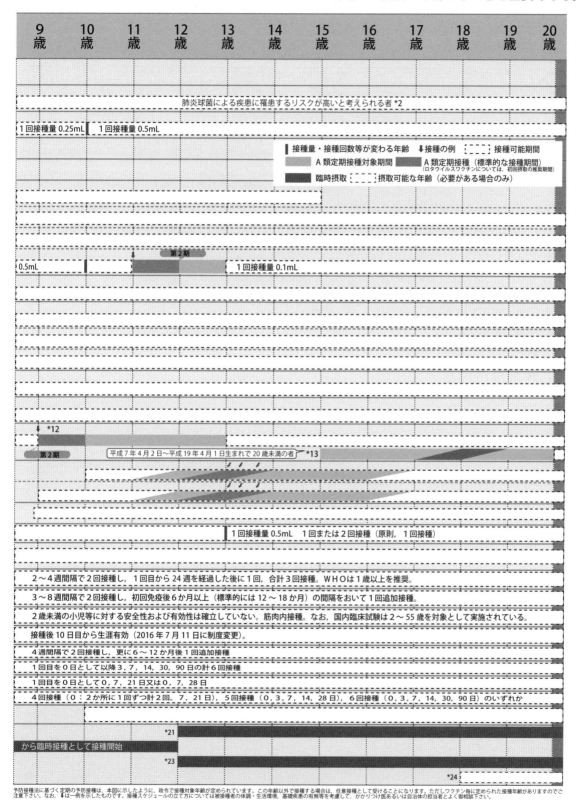

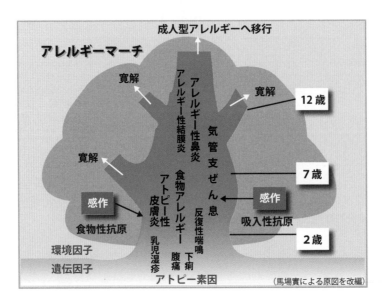

4－408　アレルギーマーチのイメージ

配慮が必要なアレルギー疾患としては，食物アレルギー，気管支ぜん息，アトピー性皮膚炎がある。

（厚生労働省「保育所におけるアレルギー対応ガイドライン」2019〈令1〉）

4－409　エピペンの使用方法

エピペンは,アナフィラキシー症状の進行を一時的に緩和し,ショックを防ぐための補助治療剤（アドレナリン自己注射薬）で,出現リスクの高い患者は医師により処方され保有できる。

エピペン® 使用の手順

子どもに声をかけながら,できる限り複数の教職員で対応する。

① **注射ができる体制を整える**
- 仰向けに寝かせる
- 自分は,子どもの脇に座る
- 手足が動かないように押さえる

② **エピペン®をケースから取り出して,利き手で握る**
- オレンジ先端が注射側,青色が安全キャップ
- 利き手に「グー」で握る
- 握ったら,できる限り持ち替えない

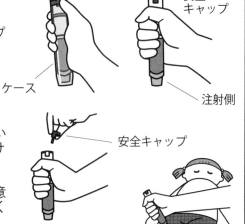

ケース　安全キャップ　注射側

③ **注射部位を決めてから,安全キャップを引き抜く**
- 自分の位置と反対側の太ももが打ちやすい
- 注射部位は,太もも前外側,足の付け根と膝の中央
- ズボンを脱がせる必要はない
- ポケット内のものに当たらないよう注意
- 青い安全キャップを,真っ直ぐ引き抜く

安全キャップ

④ **太ももに注射する**
- オレンジ色の先端を目標位置に軽くあてる
- そのまま垂直にグッと押し付ける
- "パン！"と音がしたら押し当てたまま5秒間待つ

⑤ **注射完了の確認**
- エピペン®を太ももからゆっくり離す
- オレンジ色のニードルカバーが伸びていれば注射完了
- 伸びていなければ③に戻る
- 使用後のエピペンは,病院に持っていく

●介助者がいる場合

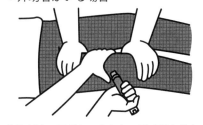

介助者は,子どもの太ももの付け根と膝をしっかり押さえ,動かないように固定する。

⑥ **観察と記録**
- 注射部位は,軽く揉む
- 注射した時間を記録
- 症状をよく観察する（分単位で変化する）

注射前

注射後

効果は1～2分で出現し,15～20分持続する

エピペン®の使用方法（名古屋市教育委員会HP）

●《歯に強い保育士になろう》 乳歯の生える時期と口腔の発達

●乳幼児期の歯と口腔の発達

子どもは口腔の筋肉や歯，顎の骨などの正常な発育により口腔機能を獲得していく。しかし，発育や機能の発達を阻害する生活因子がある。保育者はそれらの因子により子どもの正常な発育や口腔機能の発達が阻害されないように見守る必要がある。

乳児期：この時期は口腔内を陰圧にして母乳を強く吸いやすいようになっている。この時期の指しゃぶりは哺乳にかかわる反射を次第に弱め，口の随意運動を促し離乳の準備となると考えられている。乳歯が生える時期には個人差があるが，通常は生後8か月頃に生え始め，2歳半から3歳頃に生え揃う。

幼児期前半（1-2歳頃）：最初の奥歯の第1乳臼歯が生えはじめる時期が離乳の完了期である。この時期に子どもは食べこぼしながら1口量の調整を覚えるが，噛む力はまだ弱く，歯の萌出状態をよく観察し，それに応じた食形態の乳児食を与える必要がある。

むし歯予防のために甘味飲料の摂取と就寝時の授乳習慣を控えることが必要である。離乳完了の頃には3回の食事を中心とした生活リズムが形成され，子どもは家族と食事することで食べ方・マナーを覚えていく。

幼児期後半（3-5歳頃）：3歳頃には第2乳臼歯が萌出し，乳歯の萌出が完了する。この時期は噛む力も高くなり，顎の発達のためによく噛む習慣をつけていくことが必要である。

箸を使う練習を行い，自然と食欲のわく生活リズムを作ることも必要である。乳歯列完成により食べられるものも増え，むし歯・噛み合わせに注意が必要となる。この時期からある程度自分で歯を磨かせ，その後保護者や保育者が仕上げ磨きを行う。

また，この時期には保育園・幼稚園での集団生活により発達が促され生活リズムが確立する。共食の機会が増えることで食事のマナー，食べ方などの体験が増える。食べ物の好き嫌いも見られるようになるが，ゆっくり噛んで，唾液の分泌と消化を促し，噛む力を育み，むし歯を予防する。頬杖や指しゃぶり，咬唇癖，舌癖などの習慣は歯列不正の原因となるので注意が必要である。また，口唇閉鎖が不完全な口呼吸の場合は口腔が不潔になりやすいので歯科医師に相談するよう指導する。

歯科医　平岩清貴

上の乳歯列

乳中切歯 (A)
乳側切歯 (B)
乳犬歯 (C)
第1乳臼歯 (D)
第2乳臼歯 (E)

下の乳歯列

E
D
C
B
A

【乳歯が生える時期】
時期や順序には個人差がある。

● 8〜9か月頃 ： 下の前歯
●10か月頃 ： 上の前歯
● 1歳頃 ： 上下の前歯4本ずつ
● 1歳半頃 ： 奥の歯(第1乳臼歯)が生え，12本になる
● 2歳半〜3歳頃 ： 20本すべてが揃う

●《歯に強い保育士になろう》 健康な歯と口

❶ 歯と口の健康づくり

　乳幼児は多くの時間を保育園や幼稚園で過ごす。そのため幼児期の生活習慣や健康増進
への集団保育の役割は重要であり，家庭や地域との十分な連携が求められる。幼児の意識的な行
動は困難であり，地域社会で育てることが重要である。歯と口の健康づくりに関連した事項では
健康で安全な生活に必要な習慣や態度を身に付けることを目標とし，自分の健康に関心を持ち，
病気の予防などに必要な活動を進んで行うなどが求められる。口は社会的なコミュニケーション
の道具としての機能を果たし，言葉や社会性だけでなく口腔の清潔とも関連する。

【歯・口，食生活，歯口清掃に関する健康課題】

① **よく噛んで食べる習慣づけ**

　一口の適量を覚える。

　お茶や水で流し込んでいないか，噛まずに呑み込んでいないかを調べ，噛むという食べる機
能を体験しながら学ぶ。

　よく噛むことで唾液を良く出して消化を促し，むし歯を予防するとともに噛む力を育む。

② **好き嫌いを減らし，食べられる食材を多くする**

　好き嫌いは自我の表れでもあるが，保護者や保育者の工夫により少しずつ好き嫌いを減らす
ことでバランスのとれた食事をめざす。発達障害のある子どもの場合は主治医と相談して進
め，無理強いしない。

③ **食事と間食の規則的な習慣づけ**

　共食により食べ方のマナーを学ぶ。

　ダラダラ食べないで，3回の食事をしっかりとり，おやつの正しい選び方，量，回数をコン
トロールする。

④ **乳歯のむし歯予防と管理**

　むし歯と食事の関係を知る。

　嫌がらず歯科健康診断を受診する。

　歯に良い食べ物，むし歯になりやすい食べ物を理解する。

⑤ **歯・口の清掃の開始と習慣化**

　鏡を使って自分の歯・口の観察をし，口や歯に関心を持つ。

　ぶくぶくうがいの仕方を学ぶ。

　食べたら自分で歯を磨く習慣をつける。

　歯ブラシの上手な使い方を知る。

　大臼歯の生えはじめから上下が噛みあうまでの間は段差がついたままで，歯みがきに注意が
必要となることを知る。

⑥ **歯・口の外傷を予防する環境づくり。**

　施設，遊具などの安全点検を行う。

　生活安全に関する意識を持ち行動する。

　校内・地域における犯罪防止対策，交通安全などを行う。

❷ むし歯と歯みがき

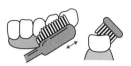
●毛先を歯に直角にあて小さく往復運動をさせる

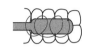
●上下の歯を「イーッ」と噛み合わせ，まるを連続してかくようにみがく

●歯と歯の間・生えかけの歯の場合
●歯ブラシをたてにあててみがく

●歯と歯の間は汚れがたまりやすいので，デンタルフロスを使う習慣をつけたい

歯磨きの部位

【乳児期】

　乳幼児期の口腔疾患で最も多発するのはむし歯である。むし歯は口腔内細菌，口腔内環境，食事，時間的因子などの要因により発症する。むし歯は感染症の一種で主にミュータンス菌が原因菌である。赤ちゃんは無菌状態で生まれるが，特に生後 19 か月から 36 か月の間に何らかの機会に家族の誰かから食事の際の口移しや同じスプーンや箸を使うことなどで赤ちゃんの口の中にむし歯菌が感染する。また，歯ブラシ保管時に他の歯ブラシと接触することにより感染する。

　乳歯が生えてきたら歯ブラシの感触に慣れさせるために歯ブラシを口に入れる練習をはじめるが，1 歳頃の上と下の前歯が 4 本生えるまでの時期は歯をガーゼなどで拭く程度にとどめる。1－2 歳の頃には歯ブラシを使った口腔ケアを親子で行い，食渣やプラークを取りのぞき，歯みがきの習慣化を行う。乳児用歯ブラシを使い，自分で磨かせ，一人でブラッシングできるまでは保護者が仕上げ磨きをする必要がある。仕上げ磨きは図のように保護者の股の間に赤ちゃんに頭を入れ磨くと良い。乳児が安定しない場合は，児の上腕を保護者の太ももの下に入れても良い。口の中を見る習慣をつけておくと異常を見つけやすい。仕上げ磨きは前の歯と歯の間，歯と歯ぐきの境目，奥歯の歯と歯の間，奥歯の溝の部分に特に注意が必要である。

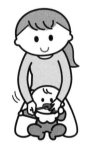
赤ちゃんの仕上げみがきの姿勢

　長時間にわたる哺乳瓶の使用や哺乳瓶を口にしたまま寝るのはむし歯発生の時間的要因であるので厳禁である。乳歯のむし歯で噛めなくなったり，ひどいむし歯でその下にある永久歯の成長が阻害されたり，乳歯がむし歯で早く抜けて永久歯の萌出に影響する可能性がある。

【幼児期】

　3－5 歳くらいからある程度自分で歯を磨かせ，その後仕上げ磨きを行う。その際，子どもの口の中をよく観察することは有益である。なお，歯の間は歯ブラシだけでは不十分なので，時々デンタルフロスを使用することが推奨されている。

歯科医　平岩清貴

● 《歯に強い保育士になろう》　デンタルネグレクト

　　虐待児の口腔所見は身体的虐待（顔面の損傷に伴う歯や歯周組織の損傷など）やネグレクトの早期発見に有効であると考えられている。歯みがきなどの口腔ケアが行われず放置されている状態，または歯科健診で指摘されたにもかかわらず適切な治療を受けさせず多数のむし歯や歯肉炎などが放置されている状態はデンタルネグレクトといわれる。このような状態は直ちに虐待とは言えないが，将来虐待の芽となる可能性があると指摘されているため，園長に報告し，注意深い経過観察を行うことが必要であり，場合によっては児童相談所への通告等の対応が求められる。

歯科医　平岩清貴

●子どもの権利条約（政府訳より要約）

（1989 11.20　国連第 44 回総会採択　1990.9.2 発効）

第1条　児童とは，18歳未満のすべての者をいう。ただし，適用される法律により早く成年に達したものを除く。

第2条　児童は，いかなる差別もなしに，この条約に定める権利を尊重する。

第3条　児童に関するすべての措置をとるに当っては，児童の最善の利益が考慮される。

第4条　締約国は，この条約に認められる権利実現のため，最大限の範囲内で措置を講ずる。

第5条　親または法廷保護者の児童に，指導の責任，権利，義務を尊重する。

第6条　児童の生存と発達を最大限に確保する。

第7条　児童は，出生の時から氏名と国籍を取得する権利を有する。

第8条　児童の身元確認事項を保持する権利を尊重する。

第9条　児童は，その意志に反して，父母から分離されないことを確保する。

第10条　父母と異なる国に居住する児童は，再統合を目的とする出入国，定期的接触を維持する権利を有する。

第11条　児童が不法に国外へ移送されることを防止し及び国外から帰還することができない事態を除去する。

第12条　児童は，自由に自己の意志を表明する権利を確保する。

第13条　児童は，表現の自由についての権利を有する。

第14条　締約国は，思想，良心及び宗教の自由について児童の権利を尊重する。

第15条　結社の自由及び平和的な集会の自由についての児童の権利を認める。

第16条　児童の私生活，家族，住居，通信に対し，不法に干渉されない。

第17条　締約国は，国の内外からの多様な情報及び資料を利用する権利を有する。

第18条　児童の養育及び発達について父母が共同の責任を有するという原則についての認識を確保する。

第19条　締約国は，あらゆる虐待から児童を保護する立法上，行政上，社会上，教育上の措置をとる。

第20条　家庭環境を奪われた児童は，国が与える特別の保護及び援助を受ける権利を有する。

第21条　養子縁組みの制度を認める締約国は，児童の最善の利益について，最大の考慮が払われることを確保する。

第22条　難民の児童は，適当な保護及び人道的援助を受ける。

第23条　精神的または身体的な障害を有する児童は，その尊厳を確保する。

第24条　締約国は，到達可能な最高水準の健康を享受すること並びに病気の治療及び健康の回復のための児童の権利を認める。

第25条　身体または精神の養護，保護または治療の目的として収容された児童の権利を認める。

第26条　社会保障からの給付を受ける権利を認める。

第27条　身体的，精神的，道徳的及び社会的な発達のための相当な生活水準についての権利を認める。

第28条　教育についての児童の権利を認める。

第29条　児童の教育は，人格，才能並びに精神的及び身体的な能力を可能な最大限度まで発達させることを指向する。

第30条　小数民族や原住民である児童は，その集団の他の構成員とともに，自己の文化を享受し，宗教を信仰し，自己の言語を使用する権利を認める。

第31条　休息，余暇についての児童の権利を認める。

第32条　児童は，経済的な搾取から保護され，教育，健康，道徳，社会的な発達に有害となる労働から保護される。

第33条　麻薬及び向精神薬の不正な使用から保護される。

第34条　あらゆる形態の性的搾取及び性的虐待から児童を保護する。

第35条　あらゆる形態の児童の誘拐，売買，又は取引を防止する。

第36条　児童の福祉を害するすべての形態の搾取から保護される。

第37条　いかなる児童も拷問または他の残虐な非人道的な取扱いや刑罰を受けない，また不法に自由を奪われない。

第38条　15歳未満の者は，敵対行為に直接参加しないことを確保する。

第39条　あらゆる形態の搾取もしくは虐待，拷問もしくは他のあらゆる形態の非人道的な取扱い，または武力紛争による被害より回復及び復帰を促進するための適当な措置をとる。

第40条　刑法を犯したと訴追され，または認定された児童は，年齢を考慮し，社会において建設的な役割を担うことが促進されることを配慮する。

第41条　この条約のいかなる規定も，締約国の法律，国際法に含まれる。

第42条　締約国は，この条約の原則及び規定を，成人及び児童のいずれにも広く知らせる。

●第43条〜第54条は，条約の手続きに関することであるので，省略する。

●保育所保育指針（抄）

平成 29 年 3 月 31 日　厚生労働省告示第 117 号

第1章 総　則

この指針は，児童福祉施設の設備及び運営に関する基準（昭和23年厚生省令第63号。以下「設備運営基準」という。）第35条の規定に基づき，保育所における保育の内容に関する事項及びこれに関連する運営に関する事項を定めるものである。各保育所は，この指針において規定される保育の内容に係る基本原則に関する事項等を踏まえ，各保育所の実情に応じて創意工夫を図り，保育所の機能及び質の向上に努めなければならない。

1　保育所保育に関する基本原則

⑴保育所の役割

ア保育所は，児童福祉法（昭和22年法律第164号）第39条の規定に基づき，保育を必要とする子どもの保育を行い，その健全な心身の発達を図ることを目的とする児童福祉施設であり，入所する子どもの最善の利益を考慮し，その福祉を積極的に増進することに最もふさわしい生活の場でなければならない。

イ保育所は，その目的を達成するために，保育に関する専門性を有する職員が，家庭との緊密な連携の下に，子どもの状況や発達過程を踏まえ，保育所における環境を通して，養護及び教育を一体的に行うことを特性としている。

ウ保育所は，入所する子どもを保育するとともに，家庭や地域の様々な社会資源との連携を図りながら，入所する子どもの保護者に対する支援及び地域の子育て家庭に対する支援等を行う役割を担うものである。

エ保育所における保育士は，児童福祉法第18条の4の規定を踏まえ，保育所の役割及び機能が適切に発揮されるように，倫理観に裏付けられた専門的知識，技術及び判断をもって，子どもを保育するとともに，子どもの保護者に対する保育に関する指導を行うものであり，その職責を遂行するための専門性の向上に絶えず努めなければならない。

⑵保育の目標

ア保育所は，子どもが生涯にわたる人間形成にとって極めて重要な時期に，その生活時間の大半を過ごす場である。このため，保育所の保育は，子どもが現在を最も良く生き，望ましい未来をつくり出す力の基礎を培うために，次の目標を目指して行わなければならない。

ア十分に養護の行き届いた環境の下に，くつろいだ雰囲気の中で子どもの様々な欲求を満たし，生命の保持及び情緒の安定を図ること。

イ健康，安全など生活に必要な基本的な習慣や態度を養い，心身の健康の基礎を培うこと。

ウ人との関わりの中で，人に対する愛情と信頼感，そ

して人権を大切にする心を育てるとともに，自主，自立及び協調の態度を養い，道徳性の芽生えを培うこと。

エ生命，自然及び社会の事象についての興味や関心を育て，それらに対する豊かな心情や思考力の芽生えを培うこと。

オ生活の中で，言葉への興味や関心を育て，話したり，聞いたり，相手の話を理解しようとするなど，言葉の豊かさを養うこと。

カ様々な体験を通して，豊かな感性や表現力を育み，創造性の芽生えを培うこと。

イ保育所は，入所する子どもの保護者に対し，その意向を受け止め，子どもと保護者の安定した関係に配慮し，保育所の特性や保育士等の専門性を生かして，その援助に当たらなければならない。

⑶保育の方法

保育の目標を達成するために，保育士等は，次の事項に留意して保育しなければならない。

ア一人一人の子どもの状況や家庭及び地域社会での生活の実態を把握するとともに，子どもが安心感と信頼感をもって活動できるよう，子どもの主体としての思いや願いを受け止めること。

イ子どもの生活のリズムを大切にし，健康，安全で情緒の安定した生活ができる環境や，自己を十分に発揮できる環境を整えること。

ウ子どもの発達について理解し，一人一人の発達過程に応じて保育すること。その際，子どもの個人差に十分配慮すること。

エ子ども相互の関係づくりや互いに尊重する心を大切にし，集団における活動を効果あるものにするよう援助すること。

オ子どもが自発的・意欲的に関われるような環境を構成し，子どもの主体的な活動や子ども相互の関わりを大切にすること。特に，乳幼児期にふさわしい体験が得られるように，生活や遊びを通して総合的に保育すること。

カ一人一人の保護者の状況やその意向を理解，受容し，それぞれの親子関係や家庭生活等に配慮しながら，様々な機会をとらえ，適切に援助すること。

（中略）

⑸保育所の社会的責任

ア保育所は，子どもの人権に十分配慮するとともに，子ども一人一人の人格を尊重して保育を行わなければならない。

イ保育所は，地域社会との交流や連携を図り，保護者や地域社会に，当該保育所が行う保育の内容を適切に説

明するよう努めなければならない。

ウ保育所は，入所する子ども等の個人情報を適切に取り扱うとともに，保護者の苦情などに対し，その解決を図るよう努めなければならない。

（中略）

第3章　健康及び安全

保育所保育において，子どもの健康及び安全の確保は，子どもの生命の保持と健やかな生活の基本であり，一人一人の子どもの健康の保持及び増進並びに安全の確保とともに，保育所全体における健康及び安全の確保に努めることが重要となる。

また，子どもが，自らの体や健康に関心をもち，心身の機能を高めていくことが大切である。

このため，第1章及び第2章等の関連する事項に留意し，次に示す事項を踏まえ，保育を行うこととする。

1　子どもの健康支援

⑴子どもの健康状態並びに発育及び発達状態の把握

ア子どもの心身の状態に応じて保育するために，子どもの健康状態並びに発育及び発達状態について，定期的・継続的に，また，必要に応じて随時，把握すること。

イ保護者からの情報とともに，登所時及び保育中を通じて子どもの状態を観察し，何らかの疾病が疑われる状態や傷害が認められた場合には，保護者に連絡するとともに，嘱託医と相談するなど適切な対応を図ること。看護師等が配置されている場合には，その専門性を生かした対応を図ること。

ウ子どもの心身の状態等を観察し，不適切な養育の兆候が見られる場合には，市町村や関係機関と連携し，児童福祉法第25条に基づき，適切な対応を図ること。また，虐待が疑われる場合には，速やかに市町村又は児童相談所に通告し，適切な対応を図ること。

⑵健康増進

ア子どもの健康に関する保健計画を全体的な計画に基づいて作成し，全職員がそのねらいや内容を踏まえ，一人一人の子どもの健康の保持及び増進に努めていくこと。

イ子どもの心身の健康状態や疾病等の把握のために，嘱託医等により定期的に健康診断を行い，その結果を記録し，保育に活用するとともに，保護者が子どもの状態を理解し，日常生活に活用できるようにすること。

⑶疾病等への対応

ア保育中に体調不良や傷害が発生した場合には，その子どもの状態等に応じて，保護者に連絡するとともに，適宜，嘱託医や子どものかかりつけ医等と相談し，適切な処置を行うこと。看護師等が配置されている場合には，その専門性を生かした対応を図ること。

イ感染症やその他の疾病の発生予防に努め，その発生や疑いがある場合には，必要に応じて嘱託医，市町村，保健所等に連絡し，その指示に従うとともに，保護者

や全職員に連絡し，予防等について協力を求めること。また，感染症に関する保育所の対応方法等について，あらかじめ関係機関の協力を得ておくこと。看護師等が配置されている場合には，その専門性を生かした対応を図ること。

ウアレルギー疾患を有する子どもの保育については，保護者と連携し，医師の診断及び指示に基づき，適切な対応を行うこと。また，食物アレルギーに関して，関係機関と連携して，当該保育所の体制構築など，安全な環境の整備を行うこと。看護師や栄養士等が配置されている場合には，その専門性を生かした対応を図ること。

エ子どもの疾病等の事態に備え，医務室等の環境を整え，救急用の薬品，材料等を適切な管理の下に常備し，全職員が対応できるようにしておくこと。

2　食育の推進

⑴保育所の特性を生かした食育

ア保育所における食育は，健康な生活の基本としての「食を営む力」の育成に向け，その基礎を培うことを目標とすること。

イ子どもが生活と遊びの中で，意欲をもって食に関わる体験を積み重ね，食べることを楽しみ，食事を楽しみ合う子どもに成長していくことを期待するものであること。

ウ乳幼児期にふさわしい食生活が展開され，適切な援助が行われるよう，食事の提供を含む食育計画を全体的な計画に基づいて作成し，その評価及び改善に努めること。栄養士が配置されている場合は，専門性を生かした対応を図ること。

⑵食育の環境の整備等

ア子どもが自らの感覚や体験を通して，自然の恵みとしての食材や食の循環・環境への意識，調理する人への感謝の気持ちが育つように，子どもと調理員等との関わりや，調理室など食に関わる保育環境に配慮すること。

イ保護者や地域の多様な関係者との連携及び協働の下で，食に関する取組が進められること。また，市町村の支援の下に，地域の関係機関等との日常的な連携を図り，必要な協力が得られるよう努めること。

ウ体調不良，食物アレルギー，障害のある子どもなど，一人一人の子どもの心身の状態等に応じ，嘱託医，かかりつけ医等の指示や協力の下に適切に対応すること。栄養士が配置されている場合は，専門性を生かした対応を図ること。

3　環境及び衛生管理並びに安全管理

⑴環境及び衛生管理

ア施設の温度，湿度，換気，採光，音などの環境を常に適切な状態に保持するとともに，施設内外の設備及び用具等の衛生管理に努めること。

イ施設内外の適切な環境の維持に努めるとともに，子ど

も及び全職員が清潔を保つようにすること。また，職員は衛生知識の向上に努めること。

(2)事故防止及び安全対策

ア保育中の事故防止のために，子どもの心身の状態等を踏まえつつ，施設内外の安全点検に努め，安全対策のために全職員の共通理解や体制づくりを図るとともに，家庭や地域の関係機関の協力の下に安全指導を行うこと。

イ事故防止の取組を行う際には，特に，睡眠中，プール活動・水遊び中，食事中等の場面では重大事故が発生しやすいことを踏まえ，子どもの主体的な活動を大切にしつつ，施設内外の環境の配慮や指導の工夫を行うなど，必要な対策を講じること。

ウ保育中の事故の発生に備え，施設内外の危険箇所の点検や訓練を実施するとともに，外部からの不審者等の侵入防止のための措置や訓練など不測の事態に備えて必要な対応を行うこと。また，子どもの精神保健面における対応に留意すること。

4 災害への備え

(1)施設・設備等の安全確保

ア防火設備，避難経路等の安全性が確保されるよう，定期的にこれらの安全点検を行うこと。

イ備品，遊具等の配置，保管を適切に行い，日頃から，安全環境の整備に努めること。

(2)災害発生時の対応体制及び避難への備え

ア火災や地震などの災害の発生に備え，緊急時の対応の具体的内容及び手順，職員の役割分担，避難訓練計画等に関するマニュアルを作成すること。

イ定期的に避難訓練を実施するなど，必要な対応を図ること。

ウ災害の発生時に，保護者等への連絡及び子どもの引渡しを円滑に行うため，日頃から保護者との密接な連携に努め，連絡体制や引渡し方法等について確認をしておくこと。

(3)地域の関係機関等との連携

ア市町村の支援の下に，地域の関係機関との日常的な連携を図り，必要な協力が得られるよう努めること。

イ避難訓練については，地域の関係機関や保護者との連携の下に行うなど工夫すること。

●児童福祉施設の設備及び運営に関する基準（抄）

昭和 23 年 12 月 29 日　厚生省令第 63 号
最終改正：平成 29 年 3 月 31 日　厚生労働省令第 38 号

第1章　総　　則

（最低基準の目的）

第2条　法第 45 条第 1 項 の規定により都道府県が条例で定める基準（以下「最低基準」という。）は，都道府県知事の監督に属する児童福祉施設に入所している者が，明るくて，衛生的な環境において，素養があり，かつ，適切な訓練を受けた職員の指導により，心身ともに健やかにして，社会に適応するように育成されることを保障するものとする。

（最低基準の向上）

第3条　都道府県知事は，その管理に属する法第 8 条第 2 項に規定する都道府県児童福祉審議会（社会福祉法（昭和 26 年法律第 45 号）第 12 条第 1 項 の規定により同法第 7 条第 1 項 に規定する地方社会福祉審議会（以下この項において「地方社会福祉審議会」という。）に児童福祉に関する事項を調査審議させる都道府県にあつては，地方社会福祉審議会）の意見を聴き，その監督に属

する児童福祉施設に対し，最低基準を超えて，その設備及び運営を向上させるように勧告することができる。

2　都道府県は，最低基準を常に向上させるように努めるものとする。

（最低基準と児童福祉施設）

第4条　児童福祉施設は，最低基準を超えて，常に，その設備及び運営を向上させなければならない。

2　最低基準を超えて，設備を有し，又は運営をしている児童福祉施設においては，最低基準を理由として，その設備又は運営を低下させてはならない。

（児童福祉施設の一般原則）

第5条　児童福祉施設は，入所している者の人権に十分配慮するとともに，一人一人の人格を尊重して，その運営を行わなければならない。

2　児童福祉施設は，地域社会との交流及び連携を図り，児童の保護者及び地域社会に対し，当該児童福祉施設の運営の内容を適切に説明するよう努めなければならない。

3　児童福祉施設は，その運営の内容について，自ら評価を行い，その結果を公表するよう努めなければならない。

4　児童福祉施設には，法に定めるそれぞれの施設の目的を達成するために必要な設備を設けなければならない。

5　児童福祉施設の構造設備は，採光，換気等入所している者の保健衛生及びこれらの者に対する危害防止に十分な考慮を払つて設けられなければならない。

（児童福祉施設と非常災害）

第6条　児童福祉施設においては，軽便消火器等の消火用具，非常口その他非常災害に必要な設備を設けるとともに，非常災害に対する具体的計画を立て，これに対する不断の注意と訓練をするように努めなければならない。

2　前項の訓練のうち，避難及び消火に対する訓練は，少なくとも毎月一回，これを行わなければならない。

（中略）

（衛生管理等）

第10条　児童福祉施設に入所している者の使用する設備，食器等又は飲用に供する水については，衛生的な管理に努め，又は衛生上必要な措置を講じなければならない。

2　児童福祉施設は，当該児童福祉施設において感染症又は食中毒が発生し，又はまん延しないように必要な措置を講ずるよう努めなければならない。

3　児童福祉施設（助産施設，保育所及び児童厚生施設を除く。）においては，入所している者の希望等を勘案し，清潔を維持することができるよう適切に，入所している者を入浴させ，又は清拭しなければならない。

4　児童福祉施設には，必要な医薬品その他の医療品を備えるとともに，それらの管理を適正に行わなければならない。

（食　事）

第11条　児童福祉施設（助産施設を除く。以下この項において同じ。）において，入所している者に食事を提供するときは，当該児童福祉施設内で調理する方法（第8条の規定により，当該児童福祉施設の調理室を兼ねている他の社会福祉施設の調理室において調理する方法を含む。）により行わなければならない。

2　児童福祉施設において，入所している者に食事を提供するときは，その献立は，できる限り，変化に富み，入所している者の健全な発育に必要な栄養量を含有するものでなければならない。

3　食事は，前項の規定によるほか，食品の種類及び調理方法について栄養並びに入所している者の身体的状況及び嗜好を考慮したものでなければならない。

4　調理は，あらかじめ作成された献立に従つて行わなければならない。ただし，少数の児童を対象として家庭的な環境の下で調理するときは，この限りでない。

5　児童福祉施設は，児童の健康な生活の基本としての食を営む力の育成に努めなければならない。

（入所した者及び職員の健康診断）

第12条　児童福祉施設（児童厚生施設及び児童家庭支援センターを除く。第四項を除き，以下この条において同じ。）の長は，入所した者に対し，入所時の健康診断，少なくとも1年に2回の定期健康診断及び臨時の健康診断を，学校保健安全法（昭和33年法律第56号）に規定する健康診断に準じて行わなければならない。

2　児童福祉施設の長は，前項の規定にかかわらず，次の表の上欄に掲げる健康診断が行われた場合であつて，当該健康診断がそれぞれ同表の下欄に掲げる健康診断の全部又は一部に相当すると認められるときは，同欄に掲げる健康診断の全部又は一部を行わないことができる。この場合において，児童福祉施設の長は，それぞれ同表の上欄に掲げる健康診断の結果を把握しなければならない。

3　第1項の健康診断をした医師は，その結果必要な事項を母子健康手帳又は入所した者の健康を記録する表に記入するとともに，必要に応じ入所の措置又は助産の実施，母子保護の実施若しくは保育の提供若しくは法第24条第5項若しくは第6項の規定による措置を解除又は停止する等必要な手続をとることを，児童福祉施設の長に勧告しなければならない。

4　児童福祉施設の職員の健康診断に当たつては，特に入所している者の食事を調理する者につき，綿密な注意を払わなければならない。

（児童福祉施設内部の規程）

第13条　児童福祉施設（保育所を除く。）においては，次に掲げる事項のうち必要な事項につき規程を設けなければならない。

一　入所する者の援助に関する事項

二　その他施設の管理についての重要事項

2　保育所は，次の各号に掲げる施設の運営についての重要事項に関する規程を定めておかなければならない。

一　施設の目的及び運営の方針

二　提供する保育の内容

三　職員の職種，員数及び職務の内容

四　保育の提供を行う日及び時間並びに提供を行わない日

五　保護者から受領する費用の種類，支払を求める理由及びその額

六　乳児，満三歳に満たない幼児及び満三歳以上の幼児の区分ごとの利用定員

七　保育所の利用の開始，終了に関する事項及び利用に当たつての留意事項

八　緊急時等における対応方法

九　非常災害対策

十　虐待の防止のための措置に関する事項

十一　保育所の運営に関する重要事項

（中略）

第3章 乳児院

（設備の基準）
第19条　乳児院（乳児又は幼児（以下「乳幼児」という。）10人未満を入所させる乳児院を除く。）の設備の基準は，次のとおりとする。
　一　寝室，観察室，診察室，病室，ほふく室，相談室，調理室，浴室及び便所を設けること。
　二　寝室の面積は，乳幼児1人につき2.47平方メートル以上であること。
　三　観察室の面積は，乳児1人につき1.65平方メートル以上であること。
第20条　乳幼児10人未満を入所させる乳児院の設備の基準は，次のとおりとする。
　一　乳幼児の養育のための専用の室及び相談室を設けること。
　二　乳幼児の養育のための専用の室の面積は，1室につき9.91平方メートル以上とし，乳幼児1人につき2.47平方メートル以上であること。

（職　員）
第21条　乳児院（乳幼児10人未満を入所させる乳児院を除く。）には，小児科の診療に相当の経験を有する医師又は嘱託医，看護師，個別対応職員，家庭支援専門相談員，栄養士及び調理員を置かなければならない。ただし，調理業務の全部を委託する施設にあつては調理員を置かないことができる。
2　家庭支援専門相談員は，社会福祉士若しくは精神保健福祉士の資格を有する者，乳児院において乳幼児の養育に5年以上従事した者又は法第13条第3項各号のいずれかに該当する者でなければならない。
3　心理療法を行う必要があると認められる乳幼児又はその保護者10人以上に心理療法を行う場合には，心理療法担当職員を置かなければならない。
4　心理療法担当職員は，学校教育法（昭和22年法律第26号）の規定による大学の学部で，心理学を専修する学科若しくはこれに相当する課程を修めて卒業した者であつて，個人及び集団心理療法の技術を有するもの又はこれと同等以上の能力を有すると認められる者でなければならない。
5　看護師の数は，乳児及び満2歳に満たない幼児おおむね1.6人につき1人以上，満2歳以上満3歳に満たない幼児おおむね2人につき1人以上，満3歳以上の幼児おおむね4人につき1人以上（これらの合計数が7人未満であるときは，7人以上）とする。
6　看護師は，保育士（国家戦略特別区域法（平成25年法律第107号。以下「特区法」という。）第12条の4第5項に規定する事業実施区域内にある乳児院にあつては，保育士又は当該事業実施区域に係る国家戦略特別区域限定保育士。次項及び次条第2項において同じ。）又は児童指導員（児童の生活指導を行う者をいう。以下

同じ。）をもつてこれに代えることができる。ただし，乳幼児10人の乳児院には2人以上，乳幼児が10人を超える場合は，おおむね10人増すごとに1人以上看護師を置かなければならない。
7　前項に規定する保育士のほか，乳幼児20人以下を入所させる施設には，保育士を1人以上置かなければならない。
第22条　乳幼児10人未満を入所させる乳児院には，嘱託医，看護師，家庭支援専門相談員及び調理員又はこれに代わるべき者を置かなければならない。
2　看護師の数は，7人以上とする。ただし，その1人を除き，保育士又は児童指導員をもつてこれに代えることができる。

（乳児院の長の資格等）
第22条の2　乳児院の長は，次の各号のいずれかに該当し，かつ，厚生労働大臣が指定する者が行う乳児院の運営に関し必要な知識を習得させるための研修を受けた者であつて，人格が高潔で識見が高く，乳児院を適切に運営する能力を有するものでなければならない。
　一　医師であつて，小児保健に関して学識経験を有する者
　二　社会福祉士の資格を有する者
　三　乳児院の職員として3年以上勤務した者
　四　都道府県知事（指定都市にあつては指定都市の市長とし，児童相談所設置市にあつては児童相談所設置市の市長とする。第27条の2第1項第四号，第28条第1号，第38条第2項第1号，第43条第1号，第82条第3号，第94条及び第96条を除き，以下同じ。）が前各号に掲げる者と同等以上の能力を有すると認める者であつて，次に掲げる期間の合計が3年以上であるもの又は厚生労働大臣が指定する講習会の課程を修了したもの
　　イ　法第12条の3第2項第4号に規定する児童福祉司（以下「児童福祉司」という。）となる資格を有する者にあつては，児童福祉事業（国，都道府県又は市町村の内部組織における児童福祉に関する事務を含む。）に従事した期間
　　ロ　社会福祉主事となる資格を有する者にあつては，社会福祉事業に従事した期間
　　ハ　社会福祉施設の職員として勤務した期間（イ又はロに掲げる期間に該当する期間を除く。）
2　乳児院の長は，2年に1回以上，その資質の向上のための厚生労働大臣が指定する者が行う研修を受けなければならない。ただし，やむを得ない理由があるときは，この限りでない。

（養　育）
第23条　乳児院における養育は，乳幼児の心身及び社会性の健全な発達を促進し，その人格の形成に資することとなるものでなければならない。
2　養育の内容は，乳幼児の年齢及び発達の段階に応じ

て必要な授乳，食事，排泄，沐浴，入浴，外気浴，睡眠，遊び及び運動のほか，健康状態の把握，第12条第1項に規定する健康診断及び必要に応じ行う感染症等の予防処置を含むものとする。

3 乳児院における家庭環境の調整は，乳幼児の家庭の状況に応じ，親子関係の再構築等が図られるように行わなければならない。

(乳児の観察)

第24条 乳児院（乳幼児10人未満を入所させる乳児院を除く。）においては，乳児が入所した日から，医師又は嘱託医が適当と認めた期間，これを観察室に入室させ，その心身の状況を観察しなければならない。

(自立支援計画の策定)

第24条の2 乳児院の長は，第23条第1項の目的を達成するため，入所中の個々の乳幼児について，乳幼児やその家庭の状況等を勘案して，その自立を支援するための計画を策定しなければならない。

(業務の質の評価等)

第24条の3 乳児院は，自らその行う法第37条に規定する業務の質の評価を行うとともに，定期的に外部の者による評価を受けて，それらの結果を公表し，常にその改善を図らなければならない。

(関係機関との連携)

第25条 乳児院の長は，児童相談所及び必要に応じ児童家庭支援センター，児童委員，保健所，市町村保健センター等関係機関と密接に連携して乳幼児の養育及び家庭環境の調整に当たらなければならない。

(中略)

第5章　保育所

(設備の基準)

第32条 保育所の設備の基準は，次のとおりとする。

一 乳児又は満2歳に満たない幼児を入所させる保育所には，乳児室又はほふく室，医務室，調理室及び便所を設けること。

二 乳児室の面積は，乳児又は前号の幼児1人につき1.65平方メートル以上であること。

三 ほふく室の面積は，乳児又は第1号の幼児1人につき3.3平方メートル以上であること。

四 乳児室又はほふく室には，保育に必要な用具を備えること。

五 満2歳以上の幼児を入所させる保育所には，保育室又は遊戯室，屋外遊戯場（保育所の付近にある屋外遊戯場に代わるべき場所を含む。次号において同じ。），調理室及び便所を設けること。

六 保育室又は遊戯室の面積は，前号の幼児1人につき1.98平方メートル以上，屋外遊戯場の面積は，前号の幼児1人につき3.3平方メートル以上であること。

七 保育室又は遊戯室には，保育に必要な用具を備えること。

八 乳児室，ほふく室，保育室又は遊戯室（以下「保育室等」という。）を2階に設ける建物は，次のイ，ロ及びへの要件に，保育室等を3階以上に設ける建物は，次のロからチまでの要件に該当するものであること。

イ 建築基準法（昭和25年法律第201号）第2条第9号の2に規定する耐火建築物又は同条第9号の3に規定する準耐火建築物（同号ロに該当するものを除く。）であること。

ロ 保育室等が設けられている次の表の上欄に掲げる階に応じ，同表の中欄に掲げる区分ごとに，それぞれ同表の下欄に掲げる施設又は設備が一以上設けられていること。

ハ ロに掲げる施設及び設備が避難上有効な位置に設けられ，かつ，保育室等の各部分からその一に至る歩行距離が30メートル以下となるように設けられていること。

ニ 保育所の調理室（次に掲げる要件のいずれかに該当するものを除く。2において同じ。）以外の部分と保育所の調理室の部分が建築基準法第2条第7号に規定する耐火構造の床若しくは壁又は建築基準法施行令第112条第1項に規定する特定防火設備で区画されていること。この場合において，換気，暖房又は冷房の設備の風道が，当該床若しくは壁を貫通する部分又はこれに近接する部分に防火上有効にダンパーが設けられていること。

(1) スプリンクラー設備その他これに類するもので自動式のものが設けられていること。

(2) 調理用器具の種類に応じて有効な自動消火装置が設けられ，かつ，当該調理室の外部への延焼を防止するために必要な措置が講じられていること。

ホ 保育所の壁及び天井の室内に面する部分の仕上げを不燃材料でしていること。

ヘ 保育室等その他乳幼児が出入し，又は通行する場所に，乳幼児の転落事故を防止する設備が設けられていること。

ト 非常警報器具又は非常警報設備及び消防機関へ火災を通報する設備が設けられていること。

チ 保育所のカーテン，敷物，建具等で可燃性のものについて防炎処理が施されていること。

(保育所の設備の基準の特例)

第32条の2 次の各号に掲げる要件を満たす保育所は，第11条第1項の規定にかかわらず，当該保育所の満3歳以上の幼児に対する食事の提供について，当該保育所外で調理し搬入する方法により行うことができる。この場合において，当該保育所は，当該食事の提供について当該方法によることとしてもなお当該保育所において行うことが必要な調理のための加熱，保存等の調理機能を有する設備を備えるものとする。

一 幼児に対する食事の提供の責任が当該保育所にあ

り，その管理者が，衛生面，栄養面等業務上必要な注意を果たし得るような体制及び調理業務の受託者との契約内容が確保されていること。

二　当該保育所又は他の施設，保健所，市町村等の栄養士により，献立等について栄養の観点からの指導が受けられる体制にある等，栄養士による必要な配慮が行われること。

三　調理業務の受託者を，当該保育所における給食の趣旨を十分に認識し，衛生面，栄養面等，調理業務を適切に遂行できる能力を有する者とすること。

四　幼児の年齢及び発達の段階並びに健康状態に応じた食事の提供や，アレルギー，アトピー等への配慮，必要な栄養素量の給与等，幼児の食事の内容，回数及び時機に適切に応じることができること。

五　食を通じた乳幼児の健全育成を図る観点から，乳幼児の発育及び発達の過程に応じて食に関し配慮すべき事項を定めた食育に関する計画に基づき食事を提供するよう努めること。

（職　員）

第33条　保育所には，保育士（特区法第12条の4第5項に規定する事業実施区域内にある保育所にあつては，保育士又は当該事業実施区域に係る国家戦略特別区域限定保育士。次項において同じ。），嘱託医及び調理員を置かなければならない。ただし，調理業務の全部を委託する施設にあつては，調理員を置かないことができる。

2　保育士の数は，乳児おおむね3人につき1人以上，満1歳以上満3歳に満たない幼児おおむね6人につき1人以上，満3歳以上満4歳に満たない幼児おおむね20人につき1人以上，満4歳以上の幼児おおむね30人につき1人以上とする。ただし，保育所1につき2人を下ることはできない。

（保育時間）

第34条　保育所における保育時間は，1日につき8時間を原則とし，その地方における乳幼児の保護者の労働時間その他家庭の状況等を考慮して，保育所の長がこれを定める。

（保育の内容）

第35条　保育所における保育は，養護及び教育を一体的に行うことをその特性とし，その内容については，厚生労働大臣が定める指針に従う。

（保護者との連絡）

第36条　保育所の長は，常に入所している乳幼児の保護者と密接な連絡をとり，保育の内容等につき，その保護者の理解及び協力を得るよう努めなければならない。

（業務の質の評価等）

第36条の2　保育所は，自らその行う法第39条に規定する業務の質の評価を行い，常にその改善を図らなければならない。

2　保育所は，定期的に外部の者による評価を受けて，

それらの結果を公表し，常にその改善を図るよう努めなければならない。

（中略）

第7章　児童養護施設

（設備の基準）

第41条　児童養護施設の設備の基準は，次のとおりとする。

一　児童の居室，相談室，調理室，浴室及び便所を設けること。

二　児童の居室の一室の定員は，これを4人以下とし，その面積は，1人につき4.95平方メートル以上とすること。ただし，乳幼児のみの居室の1室の定員は，これを6人以下とし，その面積は，1人につき3.3平方メートル以上とする。

三　入所している児童の年齢等に応じ，男子と女子の居室を別にすること。

四　便所は，男子用と女子用とを別にすること。ただし，少数の児童を対象として設けるときは，この限りでない。

五　児童30人以上を入所させる児童養護施設には，医務室及び静養室を設けること。

六　入所している児童の年齢，適性等に応じ職業指導に必要な設備（以下「職業指導に必要な設備」という。）を設けること。

（職　員）

第42条　児童養護施設には，児童指導員，嘱託医，保育士（特区法第12条の4第5項に規定する事業実施区域内にある児童養護施設にあつては，保育士又は当該事業実施区域に係る国家戦略特別区域限定保育士。第6項及び第46条において同じ。），個別対応職員，家庭支援専門相談員，栄養士及び調理員並びに乳児が入所している施設にあつては看護師を置かなければならない。ただし，児童40人以下を入所させる施設にあつては栄養士を，調理業務の全部を委託する施設にあつては調理員を置かないことができる。

2　家庭支援専門相談員は，社会福祉士若しくは精神保健福祉士の資格を有する者，児童養護施設において児童の指導に5年以上従事した者又は法第13条第3項各号のいずれかに該当する者でなければならない。

3　心理療法を行う必要があると認められる児童10人以上に心理療法を行う場合には，心理療法担当職員を置かなければならない。

4　心理療法担当職員は，学校教育法の規定による大学の学部で，心理学を専修する学科若しくはこれに相当する課程を修めて卒業した者であつて，個人及び集団心理療法の技術を有するもの又はこれと同等以上の能力を有すると認められる者でなければならない。

5　実習設備を設けて職業指導を行う場合には，職業指導員を置かなければならない。

6 児童指導員及び保育士の総数は，通じて，満2歳に満たない幼児おおむね1.6人につき1人以上，満2歳以上満3歳に満たない幼児おおむね2人につき1人以上，満3歳以上の幼児おおむね4人につき1人以上，少年おおむね5.5人につき1人以上とする。ただし，児童45人以下を入所させる施設にあつては，更に1人以上を加えるものとする。

7 看護師の数は，乳児おおむね1.6人につき1人以上とする。ただし，1人を下ることはできない。

（児童養護施設の長の資格等）

第42条の2 児童養護施設の長は，次の各号のいずれかに該当し，かつ，厚生労働大臣が指定する者が行う児童養護施設の運営に関し必要な知識を習得させるための研修を受けた者であつて，人格が高潔で識見が高く，児童養護施設を適切に運営する能力を有するものでなければならない。

一 医師であつて，精神保健又は小児保健に関して学識経験を有する者

二 社会福祉士の資格を有する者

三 児童養護施設の職員として3年以上勤務した者

四 都道府県知事が前各号に掲げる者と同等以上の能力を有すると認める者であつて，次に掲げる期間の合計が3年以上であるもの又は厚生労働大臣が指定する講習会の課程を修了したもの

イ 児童福祉司となる資格を有する者にあつては，児童福祉事業（国，都道府県又は市町村の内部組織における児童福祉に関する事務を含む。）に従事した期間

ロ 社会福祉主事となる資格を有する者にあつては，社会福祉事業に従事した期間

ハ 社会福祉施設の職員として勤務した期間（イ又はロに掲げる期間に該当する期間を除く。）

2 児童養護施設の長は，2年に1回以上，その資質の向上のための厚生労働大臣が指定する者が行う研修を受けなければならない。ただし，やむを得ない理由があるときは，この限りでない。

（児童指導員の資格）

第43条 児童指導員は，次の各号のいずれかに該当する者でなければならない。

一 都道府県知事の指定する児童福祉施設の職員を養成する学校その他の養成施設を卒業した者

二 社会福祉士の資格を有する者

三 精神保健福祉士の資格を有する者

四 学校教育法の規定による大学の学部で，社会福祉学，心理学，教育学若しくは社会学を専修する学科又はこれらに相当する課程を修めて卒業した者

五 学校教育法の規定による大学の学部で，社会福祉学，心理学，教育学又は社会学に関する科目の単位を優秀な成績で修得したことにより，同法第102条第2項の規定により大学院への入学を認められた者

六 学校教育法の規定による大学院において，社会福祉学，心理学，教育学若しくは社会学を専攻する研究科又はこれらに相当する課程を修めて卒業した者

七 外国の大学において，社会福祉学，心理学，教育学若しくは社会学を専修する学科又はこれらに相当する課程を修めて卒業した者

八 学校教育法の規定による高等学校若しくは中等教育学校を卒業した者，同法第90条第2項の規定により大学への入学を認められた者若しくは通常の課程による12年の学校教育を修了した者（通常の課程以外の課程によりこれに相当する学校教育を修了した者を含む。）又は文部科学大臣がこれと同等以上の資格を有すると認定した者であつて，2年以上児童福祉事業に従事したもの

九 学校教育法の規定により，小学校，中学校，義務教育学校，高等学校又は中等教育学校の教諭となる資格を有する者であつて，都道府県知事が適当と認めたもの

十 3年以上児童福祉事業に従事した者であつて，都道府県知事が適当と認めたもの

2 前項第1号の指定は，児童福祉法施行規則（昭和23年厚生省令第11号）別表に定める教育内容に適合する学校又は施設について行うものとする。

（養 護）

第44条 児童養護施設における養護は，児童に対して安定した生活環境を整えるとともに，生活指導，学習指導，職業指導及び家庭環境の調整を行いつつ児童を養育することにより，児童の心身の健やかな成長とその自立を支援することを目的として行わなければならない。

（生活指導，学習指導，職業指導及び家庭環境の調整）

第45条 児童養護施設における生活指導は，児童の自主性を尊重しつつ，基本的生活習慣を確立するとともに豊かな人間性及び社会性を養い，かつ，将来自立した生活を営むために必要な知識及び経験を得ることができるように行わなければならない。

2 児童養護施設における学習指導は，児童がその適性，能力等に応じた学習を行うことができるよう，適切な相談，助言，情報の提供等の支援により行わなければならない。

3 児童養護施設における職業指導は，勤労の基礎的な能力及び態度を育てるとともに，児童がその適性，能力等に応じた職業選択を行うことができるよう，適切な相談，助言，情報の提供等及び必要に応じ行う実習，講習等の支援により行わなければならない。

4 児童養護施設における家庭環境の調整は，児童の家庭の状況に応じ，親子関係の再構築等が図られるように行わなければならない。

（自立支援計画の策定）

第45条の2 児童養護施設の長は，第44条の目的を達成するため，入所中の個々の児童について，児童やそ

の家庭の状況等を勘案して，その自立を支援するための計画を策定しなければならない。

（業務の質の評価等）

第45条の3 児童養護施設は，自らその行う法第41条に規定する業務の質の評価を行うとともに，定期的に外部の者による評価を受けて，それらの結果を公表し，常にその改善を図らなければならない。

（児童と起居を共にする職員）

第46条 児童養護施設の長は，児童指導員及び保育士のうち少なくとも一人を児童と起居を共にさせなければならない。

（関係機関との連携）

第47条 児童養護施設の長は，児童の通学する学校及び児童相談所並びに必要に応じ児童家庭支援センター，児童委員，公共職業安定所等関係機関と密接に連携して児童の指導及び家庭環境の調整に当たらなければならない。

第8章　福祉型障害児入所施設

（設備の基準）

第48条 福祉型障害児入所施設の設備の基準は，次のとおりとする。

一　児童の居室，調理室，浴室，便所，医務室及び静養室を設けること。ただし，児童30人未満を入所させる施設であつて主として知的障害のある児童を入所させるものにあつては医務室を，児童30人未満を入所させる施設であつて主として盲児又はろうあ児（以下「盲ろうあ児」という。）を入所させるものにあつては医務室及び静養室を設けないことができる。

二　主として知的障害のある児童を入所させる福祉型障害児入所施設には，職業指導に必要な設備を設けること。

三　主として盲児を入所させる福祉型障害児入所施設には，次の設備を設けること。

　イ　遊戯室，訓練室，職業指導に必要な設備及び音楽に関する設備

　ロ　浴室及び便所の手すり並びに特殊表示等身体の機能の不自由を助ける設備

四　主としてろうあ児を入所させる福祉型障害児入所施設には，遊戯室，訓練室，職業指導に必要な設備及び映像に関する設備を設けること。

五　主として肢体不自由のある児童を入所させる福祉型障害児入所施設には，次の設備を設けること。

　イ　訓練室及び屋外訓練場

　ロ　浴室及び便所の手すり等身体の機能の不自由を助ける設備

六　主として盲児を入所させる福祉型障害児入所施設又は主として肢体不自由のある児童を入所させる福祉型障害児入所施設においては，階段の傾斜を緩やかにすること。

七　児童の居室の一室の定員は，これを4人以下とし，その面積は，1人につき4.95平方メートル以上とすること。ただし，乳幼児のみの居室の1室の定員は，これを6人以下とし，その面積は，1人につき3.3平方メートル以上とする。

八　入所している児童の年齢等に応じ，男子と女子の居室を別にすること。

九　便所は，男子用と女子用とを別にすること。

（職　員）

第49条 主として知的障害のある児童（自閉症を主たる症状とする児童（以下「自閉症児」という。）を除く。次項及び第三項において同じ。）を入所させる福祉型障害児入所施設には，嘱託医，児童指導員，保育士（特区法第12条の4第5項に規定する事業実施区域内にある福祉型障害児入所施設にあつては，保育士又は当該事業実施区域に係る国家戦略特別区域限定保育士。以下この条において同じ。），栄養士，調理員及び児童発達支援管理責任者（障害児通所支援又は障害児入所支援の提供の管理を行う者として厚生労働大臣が定めるものをいう。以下同じ。）を置かなければならない。ただし，児童40人以下を入所させる施設にあつては栄養士を，調理業務の全部を委託する施設にあつては調理員を置かないことができる。

2　主として知的障害のある児童を入所させる福祉型障害児入所施設の嘱託医は，精神科又は小児科の診療に相当の経験を有する者でなければならない。

3　主として知的障害のある児童を入所させる福祉型障害児入所施設の児童指導員及び保育士の総数は，通じておおむね児童の数を4.3で除して得た数以上とする。ただし，児童30人以下を入所させる施設にあつては，更に1以上を加えるものとする。

4　主として自閉症児を入所させる福祉型障害児入所施設には，第1項に規定する職員並びに医師及び看護師を置かなければならない。ただし，児童40人以下を入所させる施設にあつては栄養士を，調理業務の全部を委託する施設にあつては調理員を置かないことができる。

5　主として自閉症児を入所させる福祉型障害児入所施設の嘱託医については，第2項の規定を準用する。

6　主として自閉症児を入所させる福祉型障害児入所施設の児童指導員及び保育士の総数については，第3項の規定を準用する。

7　主として自閉症児を入所させる福祉型障害児入所施設の医師は，児童を対象とする精神科の診療に相当の経験を有する者でなければならない。

8　主として自閉症児を入所させる福祉型障害児入所施設の看護師の数は，児童おおむね20人につき1人以上とする。

9　主として盲ろうあ児を入所させる福祉型障害児入所施設については，第1項の規定を準用する。

10　主として盲ろうあ児を入所させる福祉型障害児入所

所施設の嘱託医は，眼科又は耳鼻咽喉科の診療に相当の経験を有する者でなければならない。

11　主として盲ろうあ児を入所させる福祉型障害児入所施設の児童指導員及び保育士の総数は，通じて，乳幼児おおむね4人につき1人以上，少年おおむね5人につき1人以上とする。ただし，児童35人以下を入所させる施設にあつては，更に一人以上を加えるものとする。

12　主として肢体不自由のある児童を入所させる福祉型障害児入所施設には，第1項に規定する職員及び看護師を置かなければならない。ただし，児童40人以下を入所させる施設にあつては栄養士を，調理業務の全部を委託する施設にあつては調理員を置かないことができる。

13　主として肢体不自由のある児童を入所させる福祉型障害児入所施設の児童指導員及び保育士の総数は，通じておおむね児童の数を3.5で除して得た数以上とする。

14　心理指導を行う必要があると認められる児童5人以上に心理指導を行う場合には心理指導担当職員を，職業指導を行う場合には職業指導員を置かなければならない。

15　心理指導担当職員は，学校教育法の規定による大学の学部で，心理学を専修する学科若しくはこれに相当する課程を修めて卒業した者であつて，個人及び集団心理療法の技術を有するもの又はこれと同等以上の能力を有すると認められる者でなければならない。

（生活指導及び学習指導）

第50条　福祉型障害児入所施設における生活指導は，児童が日常の起居の間に，当該福祉型障害児入所施設を退所した後，できる限り社会に適応するようこれを行わなければならない。

2　福祉型障害児入所施設における学習指導については，第45条第2項の規定を準用する。

（職業指導を行うに当たつて遵守すべき事項）

第51条　福祉型障害児入所施設における職業指導は，児童の適性に応じ，児童が将来できる限り健全な社会生活を営むことができるようこれを行わなければならない。

2　前項に規定するほか，福祉型障害児入所施設における職業指導については，第45条第3項の規定を準用する。

（入所支援計画の作成）

第52条　福祉型障害児入所施設の長は，児童の保護者及び児童の意向，児童の適性，児童の障害の特性その他の事情を踏まえた計画を作成し，これに基づき児童に対して障害児入所支援を提供するとともに，その効果について継続的な評価を実施することその他の措置を講ずることにより児童に対して適切かつ効果的に障害児入所支援を提供しなければならない。

（児童と起居を共にする職員）

第53条　福祉型障害児入所施設（主として盲ろうあ児を入所させる福祉型障害児入所施設を除く。）については，第46条の規定を準用する。

（保護者等との連絡）

第54条　福祉型障害児入所施設の長は，児童の保護者に児童の性質及び能力を説明するとともに，児童の通学する学校及び必要に応じ当該児童を取り扱つた児童福祉司又は児童委員と常に密接な連絡をとり，児童の生活指導，学習指導及び職業指導につき，その協力を求めなければならない。

（心理学的及び精神医学的診査）

第55条　主として知的障害のある児童を入所させる福祉型障害児入所施設においては，入所している児童を適切に保護するため，随時心理学的及び精神医学的診査を行わなければならない。ただし，児童の福祉に有害な実験にわたつてはならない。

（入所した児童に対する健康診断）

第56条　主として盲ろうあ児を入所させる福祉型障害児入所施設においては，第12条第1項に規定する入所時の健康診断に当たり，特に盲ろうあの原因及び機能障害の状況を精密に診断し，治療可能な者については，できる限り治療しなければならない。

2　主として肢体不自由のある児童を入所させる福祉型障害児入所施設においては，第12条第1項に規定する入所時の健康診断に当たり，整形外科的診断により肢体の機能障害の原因及びその状況を精密に診断し，入所を継続するか否かを考慮しなければならない。

第8章の2　医療型障害児入所施設

（設備の基準）

第57条　医療型障害児入所施設の設備の基準は，次のとおりとする。

一　医療型障害児入所施設には，医療法に規定する病院として必要な設備のほか，訓練室及び浴室を設けること。

二　主として自閉症児を入所させる医療型障害児入所施設には，静養室を設けること。

三　主として肢体不自由のある児童を入所させる医療型障害児入所施設には，屋外訓練場，ギブス室，特殊手工芸等の作業を指導するに必要な設備，義肢装具を製作する設備を設けること。ただし，義肢装具を製作する設備は，他に適当な設備がある場合は，これを設けることを要しないこと。

四　主として肢体不自由のある児童を入所させる医療型障害児入所施設においては，階段の傾斜を緩やかにするほか，浴室及び便所の手すり等身体の機能の不自由を助ける設備を設けること。

（職　員）

第58条　主として自閉症児を入所させる医療型障害児入所施設には，医療法に規定する病院として必要な職員

のほか，児童指導員，保育士（特区法第12条の4第5項に規定する事業実施区域内にある医療型障害児入所施設にあつては，保育士又は当該事業実施区域に係る国家戦略特別区域限定保育士。次項及び第5項において同じ。）及び児童発達支援管理責任者を置かなければならない。

2　主として自閉症児を入所させる医療型障害児入所施設の児童指導員及び保育士の総数は，通じておおむね児童の数6.7で除して得た数以上とする。

3　主として肢体不自由のある児童を入所させる医療型障害児入所施設には，第1項に規定する職員及び理学療法士又は作業療法士を置かなければならない。

4　主として肢体不自由のある児童を入所させる医療型障害児入所施設の長及び医師は，肢体の機能の不自由な者の療育に関して相当の経験を有する医師でなければならない。

5　主として肢体不自由のある児童を入所させる医療型障害児入所施設の児童指導員及び保育士の総数は，通じて，乳幼児おおむね10人につき1人以上，少年おおむね20人につき1人以上とする。

6　主として重症心身障害児（法第7条第2項に規定する重症心身障害児をいう。以下同じ。）を入所させる医療型障害児入所施設には，第3項に規定する職員及び心理指導を担当する職員を置かなければならない。

7　主として重症心身障害児を入所させる医療型障害児入所施設の長及び医師は，内科，精神科，医療法施行令

（昭和23年政令第326号）第3条の2第1項第1号ハ及びニ(2)の規定により神経と組み合わせた名称を診療科名とする診療科，小児科，外科，整形外科又はリハビリテーション科の診療に相当の経験を有する医師でなければならない。

（心理学的及び精神医学的診査）

第59条　主として自閉症児を入所させる医療型障害児入所施設における心理学的及び精神医学的診査については，第55条の規定を準用する。

（入所した児童に対する健康診断）

第60条　主として肢体不自由のある児童を入所させる医療型障害児入所施設においては，第12条第1項に規定する入所時の健康診断に当たり，整形外科的診断により肢体の機能障害の原因及びその状況を精査に診断し，入所を継続するか否かを考慮しなければならない。

（児童と起居を共にする職員等）

第61条　医療型障害児入所施設（主として重症心身障害児を入所させる施設を除く。以下この項において同じ。）における児童と起居を共にする職員，生活指導，学習指導及び職業指導並びに医療型障害児入所施設の長の保護者等との連絡については，第46条，第50条，第51条及び第54条の規定を準用する。

2　医療型障害児入所施設の長の計画の作成については，第52条の規定を準用する。

（後略）

●児童福祉施設等における児童の安全の確保について（抜粋）

平成13年6月15日　雇児総発第402号

記

1　児童福祉施設等については，従来から，地域に開かれた施設づくりを推進してきており，地域のボランティア，保護者，関係団体等の協力も得つつ，地域と一体となって児童の安全確保に努めること。
地域に開かれた施設づくりは，危険に関する情報の収集や緊急時の支援にもつながることから，徒らに施設開放に消極的にならないよう留意すること。

2　児童福祉施設等の児童の安全の確保については，都道府県，市町村と各施設等が一体となって対策を検討すること。

3　点検項目については，標準的なガイドラインとして策定したものであり，実施に当たっては，地域や施設の実情に応じて適宜追加・修正して差し支えないこと。

児童福祉施設・事業（通所型）における点検項目

1　日常の安全管理

（職員の共通理解と所内体制）

○安全管理に関し，職員会議等で取り上げるなど，職員の共通理解を図っているか。

○児童の安全管理に関して，職員の役割を明確にし，協力体制のもと事故防止にあたっているか。

○職員体制が手薄の時は，特に安全に対し注意しているか。

○万一の場合の避難場所や保護者・関係機関等への連絡方法を職員に周知しているか。

○来訪者用の入口・受付を明示し，外部からの人の出入りを確認しているか。

○防災・防犯のための避難訓練等を実施しているか。

（関係機関等との連携）

○市町村の施設・事業所管課，警察署，児童相談所，保健所等関係機関や民生・児童委員，地域団体と連絡を取り，

連携して情報を共有できる体制となっているか。

○関係機関からの注意依頼文書を配布・掲示するなど周知徹底しているか。

○近隣の個人，保育所，幼稚園，学校等と相互に情報交換する関係になっているか。

（施設・事業者と保護者の取り組み）

○児童に対し，犯罪や事故から身を守るため，屋外活動に当たっての注意事項を職員が指導しているか。また，家庭でも話し合われるよう働きかけているか。

（施設設備面における安全確保）

○門，囲障，外灯，窓，出入口，避難口，鍵等の状況を点検しているか。

○危険な設備，場所等への囲障の設置，施錠等の状況を点検しているか。

○自動警報装置，防犯監視システム等を設置している場合は，作動状況の点検，警備会社等との連携体制を確認しているか。

（近隣地域の危険箇所の把握と対応）

○日頃から地域の安全に目を配り，危険箇所の把握に努めているか。

（保育所の通所時における安全確保）

○児童の送迎は原則として保護者が行うべきことを保護者に徹底しているか。

○ファミリー・サポート・センターやベビーシッターを利用する場合等保護者以外の者が迎えに来る場合，原則としてその都度職員が保護者に確認しているか。

（保育所・障害児通園施設の所外活動における安全確認）

○危険な場所，設備等を把握しているか。

○携帯電話等による連絡体制を確保しているか。

（保育所・障害児通園施設の安全に配慮した施設開放）

○施設開放時は，保護者に対して児童から目を離さないよう注意を喚起しているか。

（児童館・放課後児童クラブ児童の来所及び帰宅時におけ

る安全の確保）

○来所の利用児童について，保護者等への連絡先が把握されているか。

○児童の来所及び帰宅に関しては，地域の危険箇所を把握し，児童・保護者に注意を喚起しているか。

○児童が来所及び帰宅途上で犯罪，事故に遭遇した時，交番や「こども110番の家」等に緊急避難できるようあらかじめ児童・保護者に場所を周知しているか。

○放課後児童クラブの児童に関しては，安全な経路を通るよう指導しているか。

2　緊急時の安全確保

（不審者情報がある場合の連絡等の体制）

○施設周辺における不審者等の情報が入った場合に，次のような措置をとる体制を整備しているか。

・職員間による状況認識の一致を図り，職員体制を確立する。

・児童・保護者等の利用者に対して，情報を提供し，必要な場合には職員の指示に従うよう注意を喚起する。

・警察に対しパトロールを要請する等警察と連携を図る。

・児童の安全確保のため，保護者や民生・児童委員，地域活動団体等の協力を得ている。

（不審者の立入りなど緊急時の体制）

○施設内に不審者が立ち入った場合など緊急時に備え，次のような体制を整備しているか。

・直ちに職員が協力体制を取り，人身事故が起きないよう事態に対応する。・不審者に対し，施設外への立ち退きを要求する。

・直ちに施設長を始め，職員に情報を伝達し，児童への注意喚起，児童の安全を確保し，避難誘導等を行う。

・警察や施設・事業所管課，保護者等に対し，直ちに通報する。

（厚生労働省通知のうち児童福祉施設・事業（通所型）における点検項目のみ抜粋）

●児童虐待の防止等に関する法律（抄）

平成12年5月24日　法律第82号

最終改正：平成19年6月1日　法律第73号

（目　的）

第1条　この法律は，児童虐待が児童の人権を著しく侵害し，その心身の成長及び人格の形成に重大な影響を与えるとともに，我が国における将来の世代の育成にも懸念を及ぼすことにかんがみ，児童に対する虐待の禁止，児童虐待の予防及び早期発見その他の児童虐待の防止に関する国及び地方公共団体の責務，児童虐待を受けた児童の保護及び自立の支援のための措置等を定めることにより，児童虐待の防止等に関する施策を促進し，もって児童の権利利益の擁護に資することを目的とする。

（児童虐待の定義）

第2条　この法律において，「児童虐待」とは，保護者（親権を行う者，未成年後見人その他の者で，児童を現に監護するものをいう。以下同じ。）がその監護する児童（18歳に満たない者をいう。以下同じ。）について行う次に掲げる行為をいう。

1　児童の身体に外傷が生じ，又は生じるおそれのある暴行を加えること。

2　児童にわいせつな行為をすること又は児童をしてわいせつな行為をさせること。

3　児童の心身の正常な発達を妨げるような著しい減食又は長時間の放置，保護者以外の同居人による前2号又は次号に掲げる行為と同様の行為の放置その他の保護者としての監護を著しく怠ること。

4　児童に対する著しい暴言又は著しく拒絶的な対応，児童が同居する家庭における配偶者に対する暴力（配偶者（婚姻の届出をしていないが，事実上婚姻関係と同様の事情にある者を含む。）の身体に対する不法な攻撃であって生命又は身体に危害を及ぼすもの及びこれに準ずる心身に有害な影響を及ぼす言動をいう。）その他の児童に著しい心理的外傷を与える言動を行うこと。

（児童虐待の早期発見等）

第5条　学校，児童福祉施設，病院その他児童の福祉に業務上関係のある団体及び学校の教職員，児童福祉施設の職員，医師，保健師，弁護士その他児童の福祉に職務上関係のある者は，児童虐待を発見しやすい立場にあることを自覚し，児童虐待の早期発見に努めなければならない。

2　前項に規定する者は，児童虐待の予防その他の児童虐待の防止並びに児童虐待を受けた児童の保護及び自立の支援に関する国及び地方公共団体の施策に協力するよう努めなければならない。

3　学校及び児童福祉施設は，児童及び保護者に対して，児童虐待の防止のための教育又は啓発に努めなければならない。

（児童虐待に係る通告）

第6条　児童虐待を受けたと思われる児童を発見した者は，速やかに，これを市町村，都道府県の設置する福祉事務所若しくは児童相談所又は児童委員を介して市町村，都道府県の設置する福祉事務所若しくは児童相談所に通告しなければならない。

2　前項の規定による通告は，児童福祉法（昭和22年法律第164号）第25条第1項の規定による通告とみなして，同法の規定を適用する。

3　刑法（明治40年法律第45号）の秘密漏示罪の規定その他の守秘義務に関する法律の規定は，第1項の規定による通告をする義務の遵守を妨げるものと解釈してはならない。

（通告又は送致を受けた場合の措置）

第8条　市町村又は都道府県の設置する福祉事務所が第6条第1項の規定による通告を受けたときは，市町村又は福祉事務所の長は，必要に応じ近隣住民，学校の教職員，児童福祉施設の職員その他の者の協力を得つつ，当該児童との面会その他の当該児童の安全の確認を行うための措置を講ずるとともに，必要に応じ次に掲げる措置を採るものとする。

1　児童福祉法第25条の7第1項第1号若しくは第2項第1号又は第25条の8第1号の規定により当該児童を児童相談所に送致すること。

2　当該児童のうち次条第1項の規定による出頭の求め及び調査若しくは質問，第9条第1項の規定による立入り及び調査若しくは質問又は児童福祉法第33条第1項若しくは第2項の規定による一時保護の実施が適当であると認めるものを都道府県知事又は児童相談所長へ通知すること。

2　児童相談所が第6条第1項の規定による通告又は児童福祉法第25条の7第1項第1号若しくは第2項第1号若しくは第25条の8第1号の規定による送致を受けたときは，児童相談所長は，必要に応じ近隣住民，学校の教職員，児童福祉施設の職員その他の者の協力を得つつ，当該児童との面会その他の当該児童の安全の確認を行うための措置を講ずるとともに，必要に応じ同法第33条第1項の規定により当該児童の一時保護を行い，又は適当な者に委託して，当該一時保護を行わせるものとする。

3　前2項の児童の安全の確認を行うための措置，児童相談所への送致又は一時保護を行う者は，速やかにこれを行うものとする。

（出頭要求等）

第8条の2　都道府県知事は，児童虐待が行われているおそれがあると認めるときは，当該児童の保護者に対し，

当該児童を同伴して出頭することを求め，児童委員又は児童の福祉に関する事務に従事する職員をして，必要な調査又は質問をさせることができる。この場合においては，その身分を証明する証票を携帯させ，関係者の請求があったときは，これを提示させなければならない。

2　都道府県知事は，前項の規定により当該児童の保護者の出頭を求めようとするときは，厚生労働省令で定めるところにより，当該保護者に対し，出頭を求める理由となった事実の内容，出頭を求める日時及び場所，同伴すべき児童の氏名その他必要な事項を記載した書面により告知しなければならない。

3　都道府県知事は，第1項の保護者が同項の規定による出頭の求めに応じない場合は，次条第1項の規定による児童委員又は児童の福祉に関する事務に従事する職員の立入り及び調査又は質問その他の必要な措置を講ずるものとする。

（立入調査等）

第9条　都道府県知事は，児童虐待が行われているおそれがあると認めるときは，児童委員又は児童の福祉に関する事務に従事する職員をして，児童の住所又は居所に立ち入り，必要な調査又は質問をさせることができる。この場合においては，その身分を証明する証票を携帯させ，関係者の請求があったときは，これを提示させなければならない。

2　前項の規定による児童委員又は児童の福祉に関する事務に従事する職員の立入り及び調査又は質問は，児童福祉法第29条の規定による児童委員又は児童の福祉に関する事務に従事する職員の立入り及び調査又は質問とみなして，同法第61条の5の規定を適用する。

（再出頭要求等）

第9条の2　都道府県知事は，第8条の2第1項の保護者又は前条第1項の児童の保護者が正当な理由なく同項の規定による児童委員又は児童の福祉に関する事務に従事する職員の立入り又は調査を拒み，妨げ，又は忌避した場合において，児童虐待が行われているおそれがあると認めるときは，当該保護者に対し，当該児童を同伴して出頭することを求め，児童委員又は児童の福祉に関する事務に従事する職員をして，必要な調査又は質問をさせることができる。この場合においては，その身分を証明する証票を携帯させ，関係者の請求があったときは，これを提示させなければならない。

2　第8条の2第2項の規定は，前項の規定による出頭の求めについて準用する。

（臨検，捜索等）

第9条の3　都道府県知事は，第8条の2第1項の保護者又は第9条第1項の児童の保護者が正当な理由なく同項の規定による児童委員又は児童の福祉に関する事務に従事する職員の立入り又は調査を拒み，妨げ，又は忌避した場合において，児童虐待が行われている疑いがあるときは，当該児童の安全の確認を行い，又はその安全を確

保するため，児童の福祉に関する事務に従事する職員をして，当該児童の住所又は居所の所在地を管轄する地方裁判所，家庭裁判所又は簡易裁判所の裁判官があらかじめ発する許可状により，当該児童の住所若しくは居所に臨検させ，又は当該児童を捜索させることができる。

2　都道府県知事は，前項の規定による臨検又は捜索をさせるときは，児童の福祉に関する事務に従事する職員をして，必要な調査又は質問をさせることができる。

3　都道府県知事は，第1項の許可状（以下「許可状」という。）を請求する場合においては，児童虐待が行われている疑いがあると認められる資料，臨検させようとする住所又は居所に当該児童が現在すると認められる資料及び当該児童の保護者が第9条第1項の規定による立入り又は調査を拒み，妨げ，又は忌避したことを証する資料を提出しなければならない。

4　前項の請求があった場合においては，地方裁判所，家庭裁判所又は簡易裁判所の裁判官は，臨検すべき場所又は捜索すべき児童の氏名並びに有効期間，その期間経過後は執行に着手することができずこれを返還しなければならない旨，交付の年月日及び裁判所名を記載し，自己の記名押印した許可状を都道府県知事に交付しなければならない。

5　都道府県知事は，許可状を児童の福祉に関する事務に従事する職員に交付して，第1項の規定による臨検又は捜索をさせるものとする。

6　第1項の規定による臨検又は捜索に係る制度は，児童虐待が保護者がその監護する児童に対して行うものであるために他人から認知されること及び児童がその被害から自ら逃れることが困難である等の特別の事情から児童の生命又は身体に重大な危険を生じさせるおそれがあることにかんがみ特に設けられたものであることを十分に踏まえた上で，適切に運用されなければならない。

（臨検又は捜索の夜間執行の制限）

第9条の4　前条第1項の規定による臨検又は捜索は，許可状に夜間でもすることができる旨の記載がなければ，日没から日の出までの間には，してはならない。

2　日没前に開始した前条第1項の規定による臨検又は捜索は，必要があると認めるときは，日没後まで継続することができる。

（許可状の提示）

第9条の5　第9条の3第1項の規定による臨検又は捜索の許可状は，これらの処分を受ける者に提示しなければならない。

（身分の証明）

第9条の6　児童の福祉に関する事務に従事する職員は，第9条の3第1項の規定による臨検若しくは捜索又は同条第2項の規定による調査若しくは質問（以下「臨検等」という。）をするときは，その身分を示す証票を携帯し，関係者の請求があったときは，これを提示しなければならない。

（臨検又は捜索に際しての必要な処分）

第9条の7　児童の福祉に関する事務に従事する職員は，第9条の3第1項の規定による臨検又は捜索をするに当たって必要があるときは，錠をはずし，その他必要な処分をすることができる。

（臨検等をする間の出入りの禁止）

第9条の8　児童の福祉に関する事務に従事する職員は，臨検等をする間は，何人に対しても，許可を受けないでその場所に出入りすることを禁止することができる。

（責任者等の立会い）

第9条の9　児童の福祉に関する事務に従事する職員は，第9条の3第1項の規定による臨検又は捜索をするときは，当該児童の住所若しくは居所の所有者若しくは管理者（これらの者の代表者，代理人その他これらの者に代わるべき者を含む。）又は同居の親族で成年に達した者を立ち会わせなければならない。

2　前項の場合において，同項に規定する者を立ち会わせることができないときは，その隣人で成年に達した者又はその地の地方公共団体の職員を立ち会わせなければならない。

（警察署長に対する援助要請等）

第10条　児童相談所長は，第8条第2項の児童の安全の確認を行おうとする場合，又は同項の一時保護を行おうとし，若しくは行わせようとする場合において，これらの職務の執行に際し必要があると認めるときは，当該児童の住所又は居所の所在地を管轄する警察署長に対し援助を求めることができる。都道府県知事が，第九条第一項の規定による立入り及び調査若しくは質問をさせ，又は臨検等をさせようとする場合についても，同様とする。

2　児童相談所長又は都道府県知事は，児童の安全の確認及び安全の確保に万全を期する観点から，必要に応じ迅速かつ適切に，前項の規定により警察署長に対し援助を求めなければならない。

3　警察署長は，第一項の規定による援助の求めを受けた場合において，児童の生命又は身体の安全を確認し，又は確保するため必要と認めるときは，速やかに，所属の警察官に，同項の職務の執行を援助するために必要な警察官職務執行法（昭和23年法律第136号）その他の法令の定めるところによる措置を講じさせるよう努めなければならない。

（調　書）

第10条の2　児童の福祉に関する事務に従事する職員は，第9条の3第1項の規定による臨検又は捜索をしたときは，これらの処分をした年月日及びその結果を記載した調書を作成し，立会人に示し，当該立会人とともにこれに署名押印しなければならない。ただし，立会人が署名押印をせず，又は署名押印することができないときは，その旨を付記すれば足りる。

（都道府県知事への報告）

第10条の3　児童の福祉に関する事務に従事する職員は，臨検等を終えたときは，その結果を都道府県知事に報告しなければならない。

（行政手続法 の適用除外）

第10条の4　臨検等に係る処分については，行政手続法（平成5年法律第88号）第3章の規定は，適用しない。

（審査請求の制限）

第10条の5　臨検等に係る処分については，審査請求をすることができない。

（行政事件訴訟の制限）

第10条の6　臨検等に係る処分については，行政事件訴訟法（昭和37年法律第139号）第37条の4の規定による差止めの訴えを提起することができない。

ハイフレックス型授業のための　子どもの保健　〈資料集〉

2023 年 2 月 1 日　第 1 版第 1 刷発行

●編著者	ななみ書房編集部
●発行者	長渡　晃
●発行所	有限会社　ななみ書房
	〒 252-0317　神奈川県相模原市南区御園 1-18-57
	TEL　042-740-0773
	http://773books.jp
●デザイン	内海　亨
●印刷・製本	協友印刷株式会社

©2023　NANAMI SHOBO Ltd.

ISBN978-4-910973-10-4

Printed in Japan